LE

MÉDECIN

DES

MÉNAGES

LE
MÉDECIN

DES
MÉNAGES

OU

LA SCIENCE DE DONNER DES SOINS INTELLIGENTS
AUX MALADES, AUX BLESSÉS, AUX NOYÉS, AUX ASPHYXIÉS, ETC.
EN ATTENDANT LE MÉDECIN

PAR

LE Dr AL. VALTIER

Médecin de la Faculté de médecine de Paris
Ancien médecin des chemins de fer d'Orléans et de ceinture
Préparateur de chimie médicale
Chevalier de 3e classe de l'ordre royal de Danebrog
Décoré de la médaille de sauvetage, etc.
Membre de l'Académie nationale de Paris, etc.

PARIS

TARIDE, LIBRAIRE-ÉDITEUR

27 RUE DE MARENGO (ANCIENNE RUE DU COQ)

1859

En publiant ce petit Traité nous
n'avons eu qu'un but, celui d'éclai-
rer les personnes les plus étrangères
à la médecine sur le début des maladies, les symptômes ou signes aux-
quels elles doivent porter le plus
d'attention, afin de courir le moins

de danger possible dans les maladies qu'elles contractent généralement en travaillant.

Nous indiquons aussi les soins les plus intelligents à donner au malade, en attendant l'arrivée du médecin, que l'on doit aller chercher au plus vite aussitôt qu'on voit se produire un dérangement dans la santé. Exemple : perte d'appétit, langue blanche ou rouge, mauvais goût dans la bouche, peau chaude, mal de tête, sueurs ou frissons, faiblesse générale, éruptions sur la peau, etc., surtout chez les jeunes enfants qui ne peuvent parler, et qui sont si vite abattus.

Pour les personnes en âge d'expliquer leurs souffrances, il est un autre danger : dans les campagnes surtout, les individus qui jouissent ordinairement d'une bonne santé, se fient trop souvent sur leur force, et croient faire acte de courage en n'avouant pas leur mal. Ce courage est fatal, surtout dans les inflammations du poumon. Le malade aura résisté plusieurs heures et même plusieurs jours à la douleur, espérant que le repos lui rendra la santé, et c'est le contraire qui arrive, car, lorsque vaincu par le mal il appelle le médecin, il est bien souvent trop tard.

Le fléau le plus redoutable n'est souvent pas la maladie, mais bien les conseils que chacun donne au malade, et l'on voit même les personnes les plus instruites et les plus honorables, mais ignorantes en médecine, donner avec trop de zèle des avis imprudents. Tel remède a sauvé celui-ci ! tel autre a guéri celui-là ! On ne sait pas, en admettant même que la maladie pour laquelle on prodigue ces conseils serait semblable à celle dont on parle, que le remède qui a sauvé l'un peut être nuisible, sinon fatal, à l'autre.

Qu'on n'oublie donc pas, comme

première loi, qu'en médecine surtout, *mieux vaut prévenir que punir.*
Comme seconde loi : de se méfier de
ces remèdes guérissant tout le monde,
fussent-ils conseillés de bonne foi par
la personne la plus honorable.

Qu'on le sache bien : une maladie
prise au début économisera au malade un temps considérable, des
souffrances, des frais de médecin et
de pharmacien. On le voit, cela mérite la peine d'être pris en sérieuse
considération.

Pour la classification des maladies,
et pour faciliter les recherches des
personnes intéressées, nous adopte-

rons d'abord l'ordre alphabétique.
Ensuite nous simplifierons encore ces
recherches en employant pour dési-
gner les maladies, les noms vulgaires
sous lesquels elles sont le plus généralement connues, quitte à ajouter en
regard le nom scientifique.

Enfin, nous ajouterons encore que
si nous ne parlons pas d'un grand
nombre de maladies ou affections,
c'est que, comme celles des yeux, des
oreilles, etc., il n'y a pas de doute à
conserver, et que le malade saura,
autant que nous, qu'il doit recourir
au médecin, et se méfier surtout,
nous ne saurions trop le répéter, des

mille remèdes que lui indiqueront les bien intentionnés, mais très-dangereux amis. Cela dit, entrons en matière.

ABCÈS

Grosseur plus ou moins molle et douloureuse, se déclarant sous la peau, peu à peu, et généralement à la suite de piqûres, contusions, forte pression, etc., qui, en épanchant ou faisant affluer le sang à la partie blessée, ne lui permet pas de rentrer dans la circulation. Il s'ensuit que le sang qui ne circule plus se décompose, et les globules du sang se changent en globules de pus, ou humeur.

Les abcès sont toujours graves alors qu'ils ne sont pas soignés à temps. Ils sont trop souvent mortels chez les enfants, *surtout s'ils se forment sans cause apparente*, et occupent le dos, le bas des reins [1], les hanches [2]; que l'enfant est pâle, maigre, faible, et d'un tempérament qu'on nomme lymphatique. Il n'y a qu'un médecin habile capable de soulager et guérir ces affections.

[1] Leur cause trop fréquente est une maladie des os, des vertèbres, qui se nécrosent (c'est-à-dire se gangrènent), et donne lieu à ces abcès qu'on nomme alors *abcès par congestion*.

[2] Ou abcès froids.

ACCOUCHEMENT

On doit avoir recours au médecin alors que l'accouchement présente des phénomènes en dehors de l'*accouchement naturel*, pour lequel une sage-femme instruite suffit ordinairement.

Mais aussitôt qu'il survient une complication, *il est du devoir de la sage-femme d'abriter sa responsabilité en faisant appeler le médecin.* Surtout dans les suites de couches telles que : douleurs d'entrailles avec fièvre, douleurs sur le trajet des vaisseaux sanguins, etc.

SUITES DE L'ACCOUCHEMENT NATUREL

Nous avons dû, pour ne pas sortir du cadre restreint que nous nous sommes im-

posé, passer rapidement sur l'*accouchement
naturel*. Nous ne pouvons pas agir de
même sur ses suites, *quand même ces suites
sont régulières*.

Aussi nous dirons à la femme : quelles
que soient votre santé ordinaire, vos forces,
vos habitudes de rudes travaux, etc., c'est
jouer *plus que votre vie* (car c'est risquer
des infirmités pour le reste de vos jours, et
parfois la folie), que de faire des impru-
dences.

Quelle qu'ait été la facilité de la délivrance,
il est prudent de ne pas se lever avant huit
ou neuf jours. De redouter le froid, *pire que
la mort*, pendant six semaines au moins;
et, si la mère nourrit son enfant, de s'en
préserver pendant tout le temps qu'elle
aura du lait. J'ai vu, entre mille autres
exemples, une jeune et charmante femme
de vingt-deux ans, qui est devenue folle,
et est morte telle, après plusieurs années
de souffrances dans ce misérable état, pour
avoir trempé ses mains dans un seau d'eau

de puits *à la sixième semaine des plus heureuses couches*, et alors qu'elle jouissait de la santé la plus complète, et nourrissait son enfant.

La femme prudente ne se lèvera donc que le neuvième jour, ne sortira pas de sa chambre avant trois semaines à un mois en été, et six semaines en hiver, et encore *par un temps sec* et en ayant le soin d'être chaudement couverte.

La marche sera *progressive*, si elle ne veut pas se voir blessée pour la vie, par la chute d'un organe affaibli par les fatigues d'un long travail, et un tiraillement p.us ou moins grand.

Les lois naturelles veulent que *pour le bien-être de la femme et de l'enfant*, la mère nourrisse elle-même. Il n'est d'exception à cette règle générale que pour les femmes *trop faibles*, ou tombant gravement malades immédiatement après l'accouchement, ou pendant le cours de l'allaitement. Le médecin aura, dans ce cas, à se prononcer si elle doit cesser ou continuer à nourrir l'enfant.

Dans le cas où une mère doit confier son nourrisson à des soins étrangers, le choix de la nourrice est une chose grave, sous le rapport de la santé, de l'âge, du bien-être intérieur, de la conduite, et toutes ces conditions favorables existeraient-elles, que si *l'âge du lait de la nourrice* était trop disproportionné avec celui de l'enfant, il y aurait danger pour la santé de ce dernier.

En effet, le lait, selon l'âge qu'il a, augmente de poids (densité). Si d'un jour à six semaines il pèse de 1,150 à 1,250 grammes le litre, à huit ou dix mois et plus il pèsera de 1,500 à 1,800 grammes le litre. On comprendra facilement que l'estomac d'un enfant de six semaines digérera facilement le premier lait, et aura des indigestions successives avec le second. De là, ces maladies mortelles qui enlèvent trente-trois pour cent des enfants qui se trouvent dans ces conditions, et frappent d'affections graves et longues une grande partie des enfants survivants.

Le lait nouveau d'une mère contient une matière particulière (collostrum) en suspension pendant six semaines à deux mois. Cette matière disparaît au bout de ce temps. Il faut croire que la nature a ses raisons pour agir de la sorte. L'enfant renfermé neuf mois dans un milieu particulier, a les intestins remplis d'une matière (méconium) qui doit être rendue ; ce collostrum ne semble-t-il pas jouer dans le lait maternel le rôle d'un purgatif naturel? Donc, si vous placez l'enfant nouveau-né dans une autre condition que celle indiquée par la nature, ce ne sera généralement qu'aux dépens de sa vie ou de sa santé.

Si la mère ne peut nourrir, efforcez-vous donc d'avoir pour nourrice une femme dont le lait aura l'âge le plus rapproché de celui de l'enfant.

Si vous ne pouvez pas réussir à trouver une nourrice dans ces conditions, n'hésitez pas, élevez l'enfant au biberon. en tâchant de vous assurer le lait pur *de la même bête*, lequel lait vous couperez (suivant l'âge de l'enfant et le poids moyen du lait) par moitié, puis par tiers et par quart avec une légère décoction de gruau d'avoine ou d'orge, jusqu'à ce que l'enfant puisse, à six ou huit mois, le supporter pur. Votre médecin, au moyen de l'analyse du lait, pourra vous guider *sûrement* dans la conduite à tenir selon l'âge de l'enfant, la richesse du lait en parties grasses (beurre), aqueuses (sérum), solides (caséum), ou sucrées (sucre de lait).

ASPHYXIE

L'asphyxie est caractérisée par la perte des sens produite par la respiration d'un air impur, ou par un obstacle quelconque à l'entrée de l'air pur dans les poumons qui sont les organes principaux de la respiration.

En attendant le médecin, si l'asphyxie est causée par les gaz provenant du charbon allumé, braises, etc., il faudra asseoir le malade ou le coucher, la tête plus haut que le reste du corps, le mettre au plus grand air possible, laver le visage à grande eau, dans laquelle on aura mis un cinquième environ de vinaigre. En même temps, on frictionnera tout le corps, mais surtout la poitrine et le dos, avec des tampons de laine, flanelle, etc. Si le corps est froid, on fera chauffer des linges qu'on appliquera presque brûlants. On soufflera de l'air bouche à bouche dans les poumons, en pinçant le nez du malade, pour que l'air insufflé ne sorte pas par les narines (souffler sans trop de force surtout, en mettant la distance que met une personne en bonne santé à respirer naturellement). Promener sous le nez un flacon d'ammoniaque (d'éther ou de vinaigre à défaut d'ammoniaque), puis recommencer l'insufflation par la bouche, en pressant ensuite sur les côtes, dè manière à imiter l'aspiration et l'expiration ordinaires. Toucher *le fond du gosier* avec les barbes d'une plume entière pour chatouiller, et par là tâcher de provoquer les vomissements, mais cela ne se fera avec fruit que lorsque le malade commencera à respirer déjà plus librement. *Rappeler la chaleur à tel prix que ce soit*, frapper au besoin avec un martinet sur le corps. Persévérer pendant plusieurs heures (on a des exemples de succès après quatre heures de soins).

Il ne faut pas toujours frotter la peau, car on la déchirerait; il faut soulever les muscles de la poitrine, du dos et des côtes, comme si on pétrissait de la pâte. Tantôt on frappe avec le martinet, à coups modérés, pendant une ou deux minutes; on frictionne huit ou dix minutes, on soulève alors les muscles de tout le haut du corps, des bras et des jambes pendant un quart d'heure, puis on recommence.

Deux personnes ne sont pas de trop pour cela. Une troisième personne, la plus intelligente, doit s'occuper de l'insufflation par la bouche, comme il est dit plus haut.

ASPHYXIE DES NOYÉS

Ce traitement est applicable aussi aux noyés; seulement on devra tenir ceux-ci couchés sur le côté, tout à fait horizontalement *la tête un peu plus bas* que le corps en les changeant de côté toutes les deux ou trois minutes.

ASPHYXIE DES PENDUS

Les pendus seront traités comme il est dit plus haut, ainsi que les asphyxiés dans les fosses d'aisances, égouts ou par les émanations d'un gaz quelconque.

Le médecin achèvera, s'il y a retour à la vie, saignera selon la force du sujet, alors que celui-ci commencera à respirer, afin de prévenir la congestion cérébrale, emploiera dans le cas d'empoisonnement des fosses d'aisance, les acides acétique, nitreux, le chlore. Pour les gaz acide carbonique des cuves à vin, l'eau de chaux, le chlore, l'ammoniaque ; si c'est par l'hydrogène carboné (gaz d'éclairage), le sulfate de fer, etc [1].

NOTA RELATIF AUX PENDUS (*Asphyxie par strangulation*). — Une des plus funestes erreurs, qui domine malheureuse-

[1] Nous nous sommes étendu sur le traitement, pour qu'*en cas d'absence du médecin*, un pharmacien puisse diriger les secours que nous avons vus le mieux réussir.

ment la majorité des populations, est celle qui consiste en l'opinion qu'on a qu'*il est défendu de toucher à un pendu avant l'arrivée de la justice, police ou autorité quelconque ;* ce qui fait qu'au lieu de porter un secours souvent efficace, en ce qu'il arriverait à temps, et de sauver ainsi la vie à celui qui est pendu, soit par sa volonté, soit par accident, on le laisse mourir pendant le temps qu'on emploie à chercher l'autorité, qui n'a plus qu'à constater un décès.

Au lecteur mieux inspiré, nous dirons : 1° Coupez au plus vite le lien ; 2° allez chercher le médecin, mais en l'attendant couchez le moribond, en ayant soin de lui poser *la tête plus bas que le reste du corps* de trois à quatre pouces environ. Exposez-le au grand air. Frictionnez le corps et surtout le buste, lavez le visage avec l'eau vinaigrée. Enfin ramenez la circulation du sang par tous les moyens décrits plus haut.

BRULURES

Les brûlures peuvent être produites par des agents différents autres que le feu lui-même, comme par exemple un métal devenu liquide par le haut degré de chaleur qui lui est donné. Un corps solide chauffé à un haut degré, un liquide bouillant, un acide corrosif (acide sulfurique, esprit de sel, etc.), un alcali (chaux. ammoniaque, potasse, etc.).

Bien que dans tous ces cas la brûlure soit une désorganisation des chairs (tissus), elle n'en demande pas moins un traitement différent, selon qu'elle a été déterminée par tel ou tel corps solide ou liquide, acide ou alcali.

La gravité des brûlures est en raison de la profondeur bien plus que dans l'étendue des plaies. Il faut donc en général moins s'inquiéter de cette étendue que de la profondeur des brûlures.

Un des premiers soins à donner à une personne qui vient de se brûler, est de la *soustraire le plus vite possible à la grande douleur* qu'elle éprouve, et qui donne souvent lieu à des accidents nerveux, bien plus redoutables que les plaies par elles-mêmes. Ces accidents sont parfois tellement graves, qu'ils peuvent déterminer très-promptement la mort.

Parmi les différents moyens à employer pour calmer les douleurs, le plus efficace, le plus simple, le plus à la portée de tout le monde, est l'emploi du *charbon de peuplier pilé*. Ce remède arrêtera, dans un temps très-court, la décomposition des tissus qui bornent la plaie. *On met cette poudre par couche épaisse sur toute l'étendue de la brûlure*, et on recouvre la partie de ouate qu'on maintient avec des bandes. Bientôt la douleur se calme de plus en plus, et on laisse jusqu'au lendemain le malade dans cet état. Le médecin jugera ce qu'il y aura de mieux à faire par la suite.

Le charbon de peuplier en poudre se trouve tout préparé chez tous les pharmaciens, mais les personnes prévoyantes en auront toujours chez elles une livre ou deux, afin de l'avoir sous la main, au besoin; surtout si, comme dans certaines localités, le pharmacien habite loin de la maison. Le prix de cette poudre est des plus modestes.

Quand une brûlure n'est pas profonde, on peut la guérir aussi totalement en la pansant une fois par jour avec du *cérat saturné*, qu'on étendra sur une feuille de papier brouillard un peu plus grande que la brûlure, puis on couvrira ce papier d'une épaisse couche de ouate. Le tout sera maintenu par des bandes. L'air étant la cause de la douleur, on aura le soin de tout préparer d'avance pour le pansement; afin qu'il se fasse le plus promptement possible.

Si on n'a pas de charbon en poudre sous la main, on pourra étendre sur la brûlure de la pomme de terre râpée, de l'huile, et même de l'encre étendue partout le trajet brûlé, et qu'on recouvrira de ouate comme il est dit plus haut.

Ce que nous venons de dire se rapporte aux brûlures causées par le feu ou un liquide bouillant. Mais quand il s'agira d'une brûlure faite par un corrosif, c'est-à-dire par un agent qui détruit les tissus par son contact, ainsi que le font l'*acide sulfurique*, la *chaux*, l'*ammoniaque*, la *potasse*, etc., la première chose qu'on devra faire sera de laver à grande eau toute la plaie. Si la brûlure est faite par un acide (acide sulfurique, par exemple[1]), *on mettra de la cendre de bois dans l'eau* avec laquelle on lavera. Si la brûlure est faite par un alcali (comme la chaux, l'ammoniaque, la potasse), *on mettra du vinaigre dans l'eau* au lieu de cendres de bois.

Tels sont les seuls secours à porter en attendant l'arrivée du médecin.

---

[1] L'ammoniaque dans laquelle on mettra moitié eau est préférable à tout dans les brûlures par l'acide sulfurique.

Quand on voit tous les jours se renouveler, en nombre effrayant, les accidents
causés par le feu, on se demande comment
il se peut faire qu'on n'entoure pas l'enfance de soins plus intelligents. L'usage
des garde-feux ou de barrières entourant
les poêles, et empêchant les petits enfants
d'approcher du feu, n'est malheureusement
pas assez répandu dans les maisons. *Jamais
on ne doit laisser un petit enfant seul,
là où il y a du feu ou des allumettes chimiques ordinaires.*

Profitons de cette occasion pour signaler
aux personnes prudentes, l'apparition dans
le commerce de nouvelles *allumettes qui
ne prennent pas feu par le frottement
simple* sur tous les corps durs et secs. Il
faut une préparation spéciale (qu'on peut
cacher et mettre hors la portée des enfants)
pour allumer ce nouveau produit. Il n'y a
plus à craindre non plus les empoisonnements causés par le phosphore mis sur les
allumettes chimiques ordinaires, et un en-

fant peut impunément mettre dans sa bouche
les allumettes qu'on vend dans le commerce
sous le nom d'*allumettes hygiéniques et
de sûreté*, et dont MM. Coignet frères sont
les inventeurs et les propagateurs bienfai-
sants. C'est, à notre avis, avoir conquis un
droit à la reconnaissance publique, que de
s'occuper de remplacer des agents dangereux, par d'autres aussi utiles mais totalement innocents. Le grand nombre de parents qui ont à déplorer la mort d'un des
leurs, par suite des malheurs causés par les
allumettes chimiques ordinaires, nous com-
prendront mieux que personne.

Il nous reste à dire que les modes déplo-
rables adoptées aujourd'hui par les dames,
sont encore une cause fréquente de plus à
ajouter à celles déjà si nombreuses des accidents par le feu. La crinoline, en espa-
çant les jupes, laisse une énorme quantité
d'air circuler autour d'elles. L'air active le
feu. La légèreté des étoffes augmente le
danger de combustion. Jadis, l'épaisseur

offerte par l'affaissement des étoffes, presque collées l'une sur l'autre, permettait de porter des secours plus efficaces, en ce que le feu prenait plus lentement. Aujourd'hui moins de dix secondes ont fait d'une femme encrinolinée un flambeau humain, que des tortures les plus cruelles conduisent à la mort.

La femme prudente ne consentira plus à mettre sur elle aucun vêtement d'étoffe légère, si sa blanchisseuse n'a pas passé toutes les jupes dans une *eau saturée d'alun*. C'est peu coûteux, car avec une livre d'alun, dans un baquet contenant vingt-cinq litres d'eau, on pourra rincer au moins cent jupes, avant de les empeser. On fera même bien de *délayer l'empois avec la même eau alunisée* [1]. De cette manière, un fumeur imprudent ne risquerait plus, en jetant dans la rue un restant d'allumette

[1]. Les fabricants d'étoffes légères, telles que gazes, baréges, etc., devraient apprêter ces étoffes en mêlant de l'alun dans l'apprêt.

ou de papier embrasé, de causer la mort
d'une femme en incendiant ses robes, accident plus fréquent qu'on ne pense et
dont nous pourrions citer plusieurs exemples anciens et très-récents.

Enfin, nous dirons aux dames : lorsque
vous verrez le feu après vos vêtements,
baissez-vous vivement, et roulez sur la partie enflammée celle qui ne l'est pas. Faites-
le vivement et le feu s'éteindra. Mais si
vous perdez votre présence d'esprit, si,
dominée par la peur, vous courez chercher
du secours, l'air activera l'incendie et *en dix
minutes vous serez brûlée mortellement !*

A toute personne qui porte secours à
une dame dont les vêtements sont en feu,
nous dirons : *Tâchez d'éloigner le feu du
corps cerné par les flammes.* C'est-à-dire :
Si vous pouvez, *au lieu d'éteindre le feu
en le comprimant sur la personne, que
vous bûlerez alors profondément, déchi-
rez les vêtements.* Ou mieux : Si vous
pouvez prendre un tapis, une couver-

ture, etc., placez-vous entre le corps et les vêtements en feu. Si vous êtes dans la rue, ôtez votre redingote, soulevez les jupes enflammées, en vous garantissant le bras avec cette redingote, et avec les pans en dessus tenus par le bras droit, appuyez sur le reste du vêtement que votre main gauche tiendra par dessous les jupes; promenez vivement de droite à gauche et de haut en bas; enfin, prenez les flammes entre le drap de votre vêtement ainsi disposé en double, et *vous porterez un secours efficace.*

Les brûlures produites par les vêtements enflammés éteints par la compression extérieure, ayant le corps pour point de résistance, sont affreuses. Elles n'apparaissent pas au premier moment, mais les désordres sont profonds, les chairs sont cuites comme par la vapeur, par suite de l'humidité des vêtements jointe à la chaleur qu'on applique sur le corps. En prenant les précautions d'isoler le corps des vêtements en feu, on évitera ces terribles conséquences.

CANCERS

Nous aurons peu de chose à dire sur cette grave maladie, en ce sens que tous les efforts réunis de la médecine ne seront pas de trop pour soulager le malade dans cette terrible affection.

Nous ne parlerons que pour essayer d'ouvrir les yeux à ceux qui, trop insouciants, négligent de se soigner.

Les cancers peuvent être la suite de l'hérédité, c'est-à-dire qu'en naissant le germe de la maladie est en nous. Les cancers peuvent aussi être dus à des causes accidentelles, surtout chez la femme, et proviennent le plus ordinairement d'un coup violent, surtout si ce coup a été reçu dans la poitrine.

Un chirurgien habile vous guérira.

pourvu que vous le consultiez à temps.
Mais si vous laissez le mal envahir tout un
côté de la poitrine, il sera trop tard, car
l'opération qu'il est indispensable de faire
pour guérir, alors que le cancer n'occupe
qu'un point limité, sera impossible dans le
cas où il occupera tout un côté.

La femme, qui aura reçu un coup dans
la poitrine, et qui, au bout de quelque temps
sentira une grosseur dure à l'endroit où le
coup aura été donné, devra sur-le-champ
aller trouver un habile chirurgien, lui dire
la cause qu'elle attribue à son mal, et se
laisser opérer au plus vite, si c'est l'avis
que lui donne le praticien.

CARREAU (Gros ventre des enfants)

Le carreau est une maladie particulière à la première enfance.

Elle attaque principalement les enfants nés de parents malsains, scrofuleux, etc.

Quelquefois les mauvais soins, une habitation humide, la malpropreté, mais surtout un mauvais lait, déterminent chez un enfant des symptômes qui peuvent faire croire qu'il est atteint de cette maladie.

Le ventre est gros, dur, l'amaigrissement des membres est extrême. Hâtez-vous de consulter un bon médecin, entourez l'enfant de soins : la propreté, le grand air sec et chaud, une alimentation généreuse, suivant son âge ; des frictions de lie de gros vin sur les reins, faites au moyen d'une large bande de flanelle, dont on lui enveloppera le corps, alors qu'elle sera encore humidifiée par la lie de vin; une bonne nourrice, s'il prend encore le sein; des bouillies au gruau d'avoine, s'il commence à manger; et plus tard des toniques comme le fer, le quinquina, etc.

Par ces moyens vous pourrez ramener à la vie le petit être qu'elle semblait vouloir abandonner.

Dans tous les cas la maladie est grave, je le répète; voyez un bon médecin, surtout, si vous le pouvez, celui qui sera chargé d'un service dans un hôpital d'enfants, car c'est encore une spécialité en médecine, que de deviner le mal dont est atteint celui qui ne peut pas décrire ses souffrances.

CHOLÉRA.

Le choléra est sporadique, c'est-à-dire pouvant venir en tout temps, en tout lieu, et n'attaquant pas une grande quantité d'individus ; ou épidémique, c'est-à-dire frappant un grand nombre de personnes.

Nous n'avons pas pour mission de faire ici une description scientifique de ces deux maladies bien différentes. Nous signalerons seulement les symptômes qui doivent attirer l'attention du malade, et surtout de ceux qui l'entourent, afin que le médecin soit appelé en temps voulu.

Le choléra débute par des vomissements répétés. La matière rendue est verdâtre, brune ou noirâtre. La diarrhée se déclare et devient bientôt très-fréquente. Le malade rend un liquide qui ressemble à une décoction d'eau de riz jaunâtre. Refroidissement externe, et au contraire chaleur brûlante à l'intérieur du corps. Les crampes arrivent et sont douloureuses, au point d'arracher des cris aux malades. Une sueur froide couvre la figure et tout le corps, qui est glacé.

Inutile de dire qu'il ne faut pas attendre le développement de tous ces symptômes, pour avoir recours au médecin.

En attendant d'autres secours, voilà ce qu'il y a de mieux à faire : aux premiers symptômes, si on peut provoquer une commotion énorme, une dérivation salutaire peut suspendre comme par enchantement les suites de l'attaque. Ainsi on a vu des individus sauvés par les suites d'une brûlure grave accidentelle. D'autres ont dû la vie à une course désordonnée, au bout de laquelle ils sont tombés épuisés, mais ayant provoqué par là une réaction énergique et salutaire. D'autres se croyant perdus, ont bu de l'absinthe ou du rhum en quantité effrayante et ont été sauvés. Enfin un individu a bu de l'eau-de-vie camphrée avec succès.

Que résoudre de tout ceci, si ce n'est que *toutes les causes pouvant provoquer une réaction énergique auront chance de réussite*, d'autant plus qu'elles agiront au début de l'attaque. Sans conseiller d'essayer de la brûlure qui serait un remède fort dangereux, on peut tenter, alors que l'homme encore debout, se sent saisi par le mal, d'amener une réaction énergique. Soutenez le malade, forcez-le à marcher, puis à courir, frappez-le à coups de martinet, de baguette, effrayez-le au besoin, mais *faites-le courir jusqu'à perte.d'haleine*. Faites-lui boire de l'absinthe, du rhum, en portion double et triple de celle qu'il a l'habitude de boire. Si vos efforts échouent, le médecin que, pendant vos tentatives, on aura envoyé chercher, fera le reste.

Mais si déjà le malade est alité, que depuis plusieurs heures il est atteint, et que le médecin ne soit pas encore là, tirez le malade hors du lit, versez sur lui, par potées, trois ou quatre seaux d'eau froide, et même glacée. Essuyez-le bien fortement. Recouchez-le dans son lit bien bassiné. S'il a des crampes, frictionnez-lui les membres, pétrissez les muscles des jambes avec vos mains. Arrêtez les vomissements en lui faisant avaler de la glace concassée. Combattez la diarrhée avec des *quarts de lavement*[1], dans chacun desquels vous aurez délayé une cuillerée à bouche d'amidon. Sitôt qu'il sera rendu, donnez-en vite un autre, *jusqu'à ce que la diarrhée soit vaincue*, car cela est de la plus haute importance, puisque c'est l'eau du sang (sérum) que le malade perd ainsi. Et en agissant de cette manière, vous aurez fait tout

---

[1] Un quart de litre d'eau.

ce qu'on peut faire de mieux en attendant
le médecin.

N. B. S'il faut des bains de vapeur, voyez
à la fin de cet ouvrage l'article BAINS DE
VAPEUR, à 2 centimes.

CHUTE DES CHEVEUX (Alopécie)

La chute des cheveux est souvent déterminée par une inflammation provoquée par l'usage de pommades ou autres cosmétiques qui irritant la peau de la tête, amènent la chute des cheveux.

Les maladies graves, surtout la fièvre typhoïde et les affections du cerveau, entraînent souvent à leur suite les mêmes effets.

Quelles que soient d'ailleurs les causes, il n'y a qu'*un remède infaillible*, qui consiste à couper les cheveux et à les faire raser cinq ou six fois en l'espace de six semaines, ou une fois tous les huit jours.

Si au bout de ce temps on les voit repousser bien serrés, on peut cesser de se faire raser. Si on veut les pommader, on devra chercher sa pommade chez le pharmacien, ou la composer soi-même. Je conseille de demander au pharmacien, pour s'en servir, la pommade suivante :

Extrait de quinquina,   2 grammes.
Huile de roses,   10 grammes.
Huile de bergamote,   40 centigrammes.
Moelle de bœuf,   15 grammes.
Baume du Pérou,   2 grammes.

Servez-vous de cette excellente préparation comme vous le faisiez de toute autre pommade. Seulement vous saurez ce que vous faites.

Les cheveux peuvent aussi tomber sous l'influence des saisons ; leur perte partielle sera arrêtée de la manière suivante : on cassera un ou deux œufs frais, on les battra avec environ une cuillerée à bouche de rhum de bonne qualité, et on se lavera la tête longuement avec cette préparation, en ayant soin de diviser les cheveux par petites mèches, et en mettant à leur racine,

sur la peau, peu à peu, les œufs battus.
On frottera bien avec les doigts et même
les ongles, non pas assez fortement pour
s'écorcher, mais assez pour ôter les petites
peaux blanches qui entourent la racine des
cheveux. On recommencera au bout de huit
jours cette opération, qui se fait mieux dans
un grand bain, dans l'eau duquel la tête
sera totalement lavée, afin de ne pas laisser
sécher la préparation sur la tête.

On ne lavera toute la tête que *lorsqu'elle
aura été bien nettoyée partout* avec la
susdite composition.

Ce remède simple nous a toujours réussi,
surtout chez les jeunes personnes.

L'usage de certaines coiffures est aussi la
cause de la chute partielle des cheveux : à
force de tirer dessus, on ébranle leur racine. Quand on les fait saigner, des croutes
se forment, la peau s'irrite et il survient
des petites lamelles blanches qui couvrent
la tête, surtout à la base du cheveu, qui
finit par tomber.

On aura soin de se démêler les cheveux avec patience, et non *en tirant dessus avec force*. On changera de place au moins tous les huit jours les raies ou séparations qu'on fait dans la coiffure, et les cheveux, ainsi ménagés, ne tomberont plus.

On tiendra le peigne *incliné*. Quand on le tient *tout droit*, il peut écorcher la peau de la tête.

On peut préparer soi-même la pommade suivante.

Faites fondre au bain-marie :

Moelle de bœuf, 100 grammes,

passez dans un linge fin et ajoutez dans cette graisse encore chaude

Huile d'amandes douces, 100 grammes,

mêlez bien et ajoutez

Rhum, 25 grammes,

huile essentielle d'essence de rose ou de toute autre odeur de 1 à 4 gouttes.

CONSTIPATION

Graine de lin. — De son usage dans la constipation.

La graine de lin est un des plus précieux émollients de la matière médicale.

Elle est composée de mucus, extractif, amidon, sucre, cire, résine molle, matière colorante jaune, gomme, albumine, huile grasse, acide acétique, sels.

Un mucilage abondant, composé de gomme, d'une matière ayant rapport au mucus, d'acide acétique libre et de sels, lui donne ses propriétés particulières.

Jusqu'à ce jour, la *graine entière* n'était employée que pour faire une tisane très-recommandable, dans les inflammations des poumons et des intestins. Pour sa farine, son emploi pour les cataplasmes est connu de tout le monde.

Frappé des caractères offerts par cette graine, et ne trouvant aucun remède simple et peu coûteux pour combattre la constipation opiniâtre, qui est la cause de si terribles maladies, j'ai fait l'essai de la *graine de lin* pour combattre la constipation, et j'ai eu lieu de m'en applaudir.

Deux cas surtout ont servi à me convaincre de l'efficacité de ce remède. Le premier cas concerne l'observation que j'ai faite sur le vicaire d'une de nos églises les plus importantes de Paris. Je l'avais connu le teint frais, l'œil vif, la figure pleine, jouissant d'une santé parfaite.

L'ayant perdu de vue pendant cinq ou six ans, je le rencontrai un jour, et eus peine à le reconnaître dans ce corps au teint jaune, à l'œil éteint, aux joues creuses, amaigri et se traînant avec peine. Je l'interrogeai, et il me dit qu'une *constipation rebelle à toute médication* l'avait réduit peu à peu dans le triste état où je le voyais. Je lui prescrivis mon remède, et six mois après, j'eus la satisfaction de le voir rétabli totalement.

La seconde observation concerne un employé du chemin de fer d'Orléans. Le sieur F..., sous-chef de gare, d'un tempérament nervoso-sanguin, fut atteint, à l'âge de cinquante-cinq ans, d'une série d'hémorrhagies nasales, se renouvelant jusqu'à trois fois par semaine, qui le réduisirent bientôt à un état anémique extrême. Quoiqu'il ne relevât pas directement de mon service, je lui conseillai mon remède, et, sous son influence, les hémorrhagies cessèrent. Pourtant je sus un jour qu'il en avait encore eu deux dans l'espace d'un mois, et l'ayant vu, il m'avoua qu'ayant cessé le remède, il s'était laissé constiper; mais s'étant remis de nouveau au traitement (1855), il a été totalement guéri. Depuis, il a soin de reprendre le traitement aussitôt qu'il est un jour sans aller à la selle.

J'ai voulu me rendre compte des causes

de cet heureux résultat, et je me suis convaincu que les graines de lin ne sont pas digérées dans l'estomac ; elles sont rendues dans leur forme ordinaire, mais seulement elles sont dépourvues de leur mucus.

Elles agissent donc, pour ainsi dire, mécaniquement, comme une boule bienfaisante, lubrifiant, c'est-à-dire rendant glissante la membrane interne des intestins, et la saturant de son précieux mucus ; de là le relâchement des parties enflammées, et leur rétablissement dans l'état naturel.

Je donne la graine de lin comme il suit : Prenez une cuillerée à bouche de cette graine, qu'on aura bien essuyée dans un linge propre ; mettez-la dans un verre, jetez dessus trois ou quatre cuillerées d'eau tiède ou froide, laissez tremper jusqu'à ce que la graine, saturée d'eau, se couvre de mucus, et avalez-la tout d'un trait, ou en plusieurs fois de suite, en ayant le soin de ne pas mâcher la graine, qui doit entrer tout entière dans l'estomac.

Le goût en est nul, mais si on veut le rendre plus agréable, on pourra ajouter un peu de sucre, du sirop, et de l'eau de fleurs d'oranger; quoique j'aie vu les dames les plus délicates prendre, sans répugnance aucune, la graine au naturel.

On continuera, soir et matin, à prendre une cuillerée à bouche de la graine de lin ainsi préparée, *jusqu'à totale disparition de la constipation*, qui cède d'autant plus vite qu'elle est moins intense et moins chronique.

La constipation vaincue, on cessera le traitement, pour le reprendre aussitôt la réapparition des mêmes symptômes.

Il est certain qu'en prenant trois ou quatre cuillerées par jour, on hâterait la guérison, surtout si la constipation date de loin, si elle est intense et menace d'inflammation d'intestins ou de congestion cérébrale, dont la constipation est si souvent la cause.

J'ai dû m'étendre un peu longuement sur

ce sujet, afin de bien faire comprendre les causes qui m'ont déterminé à communiquer mes observations particulières. Heureux si plus tard mes avis apportent du soulagement. Dans tous les cas, on ne doit redouter aucune suite fâcheuse de l'usage de la graine de lin, tel que je le conseille ci-dessus.

CONTUSIONS, PLAIES, DÉCHIRURES

Aussitôt qu'un corps dur frappe avec violence une partie du corps humain, le sang s'amasse à l'endroit frappé, avec d'autant plus d'abondance que le coup a été violent.

Qu'il y ait déchirure de la peau, perte ou non du sang, perte ou non de connaissance, la première et la meilleure chose à faire est de mettre la partie blessée sous le jet abondant d'une pompe. Si on ne le peut pas, il faudra mettre la partie blessée dans un seau d'eau froide, dont on changera l'eau au bout de deux ou trois minutes. Si cela n'est pas possible, on trempera une serviette, pliée en quatre ou huit doubles, dans de l'eau froide, et on l'appliquera *brutalement* sur la partie blessée, afin de saisir les sens.

On renouvellera la compresse toutes les minutes d'abord, puis à mesure que la partie
blessée se refroidira, on éloignera de plus
en plus les applications d'eau froide. Mais
*il ne faut pas laisser venir plus de chaleur
vers la partie malade qu'il n'en existe sur
les autres parties saines du corps.* Cela fait,
attendez les conseils du médecin, avec la
conviction d'avoir fait tout ce qu'il y avait
de mieux à faire pour diminuer l'intensité
du mal et la gravité des suites.

Bien entendu que si le blessé a perdu
l'usage de ses sens, vous lui laverez le
visage à grande eau vinaigrée, lui faisant
en même temps respirer du fort vinaigre
ou de l'éther.

Au bout de deux heures d'application
d'eau froide, si vous avez des racines d'arnica, vous pourrez en faire une décoction
(c'est-à-dire bouillir dix à quinze minutes),
puis, une fois refroidie, vous en servir pour
tremper les compresses que vous applique-
rez sur le mal.

En cas de coups violents sur la tête, la poitrine, le dos, ou encore après une chute grave, il n'y a pas d'inconvenient à faire prendre une dose de bon vulnéraire, ou une infusion de fleurs d'arnica, que vous ferez ainsi :

Vous mettrez dans un vase 5 ou 10 grammes de fleurs d'arnica, selon l'âge du blessé, (5 grammes pour une jeune personne, 10 grammes pour homme ou femme); vous jetterez dessus un litre d'eau bouillante ; au bout de dix minutes, vous passerez cette tisane à travers un linge très-fin (sans cela, les petites soies qui couvrent la fleur pourraient se loger dans la gorge et l'enflammer.)

Vous donnerez un verre ordinaire de cette infusion toutes les 3 ou 4 heures. Sucrez avec miel ou sirop.

Mais vaut-il mieux encore de n'employer ce remède qu'après l'avis du médecin.

COQUELUCHE

La coqueluche est une maladie caractérisée par une toux violente, convulsive, revenant par quinte, c'est-à-dire par accès plus ou moins éloignés. La toux a pour caractère plusieurs expirations successives, qui portent le sang à la tête et remplissent de larmes les yeux des enfants, qui ne reprennent leur respiration que lentement et avec peine.

La coqueluche est trop souvent épidémique et peut se communiquer facilement aux autres enfants.

N'attendez pas, pour consulter le médecin, que la toux amène les douleurs à la gorge ou à l'estomac, une respiration difficile, de l'anxiété, des vomissements, etc.

Le meilleur et le plus simple des remèdes

est de changer le malade de localité. S'il habite la ville, envoyez-le à la campagne, et *vice versâ*. Choisissez surtout un pays et une habitation le moins humides possible. Un air sec et chaud a bientôt triomphé du mal.

Nous avons vu le sirop de *Lactucarium d'Aubergier* réussir parfaitement. Il ne faut pas confondre cette précieuse préparation avec les sirops de Thridace ou autres.

CORS, OIGNONS, ŒILS DE PERDRIX, DURILLONS, ETC.

Ces différentes formes d'incommodités, qui très-souvent produisent des douleurs fort grandes, sont les effets de l'épaississement de la peau, dont plusieurs lames se superposent à certains endroits des pieds, mais principalement sur les doigts. Le contact de la chaussure, son frottement, comme aussi quand elle est trop étroite, sont les causes principales qui déterminent la formation de ces callosités.

La propreté, les bains de pieds fréquents, l'application de préparations émollientes, ou de corps gras, soulageront toujours beaucoup. Il sera bon de mettre sur les cors un peu de sparadrap ou de diachylon, qui venant s'interposer entre la chaussure et la peau, empêchera d'abord le frottement direct, puis amollira le cor. Comme la douleur n'est produite que par la pression de ces peaux dures sur un trajet nerveux, on comprendra facilement qu'en ramollissant ces peaux, on calmera la douleur.

Ensuite on aura soin de diminuer l'épaisseur de la peau de ces cors, soit en les usant avec une pierre ponce, à défaut de limes préparées à cet effet, soit en les grattant. Mais *ne coupez jamais un cor*, ne fût-ce que dans la crainte d'aller un peu trop loin, et de le faire saigner. On a des exemples de personnes mortes pour s'être blessé un petit rameau nerveux, qui s'enflammait, puis communiquait l'inflammation, de rameau en rameau, jusqu'au tronc principal, ce qui amenait bientôt des accidents nerveux rapidement mortels. On a de fréquents exemples d'abcès dans l'aine, n'ayant pas d'autres causes. Ne vous coupez donc pas aux doigts du pied, surtout si vous êtes d'un tempérament lymphatique.

COUP DE SANG (Apoplexie)

Maladie terrible, car la mort peut être immédiate.

Ses causes sont l'afflux du sang ou de sérosités (eau du sang) au cerveau, provoquant la rupture d'un vaisseau sanguin (épanchement).

Si cet épanchement est considérable, l'individu tombe mort et comme frappé par la foudre (apoplexie foudroyante). Si, au contraire, cet épanchement est petit, le malade peut ne ressentir qu'un étourdissement, des éblouissements, des tintements dans les oreilles. C'est un avertissement pour lui de se méfier et de suivre un régime que son médecin lui indiquera.

Quand l'épanchement est moyen, il y a perte de connaissance, et l'individu frappé demeure paralysé des membres d'un côté du corps, la bouche est souvent tirée de ce côté, ainsi que la langue, qui est embarrassée. Cet état dure plus ou moins longtemps.

Le retour à la santé se fait plus ou moins attendre, selon que l'attaque a été plus ou moins forte. Dans tous ces cas, on ne trouvera pas le médecin assez vite.

Généralement, les personnes sujettes aux atteintes de cette grave maladie présentent les caractères suivants : cou court, épaules larges, embonpoint très-prononcé, le visage fortement coloré, les yeux souvent injectés de sang.

Lorsqu'une personne a déjà eu une attaque et qu'elle éprouve des étourdissements, des bourdonnements dans les oreilles, des éblouissements, il faut qu'elle consulte le médecin, se mette à la diète, se purge, prenne des bains de pieds, ne s'expose pas à un soleil ardent ni à trop de fatigue, qu'elle se jette fréquemment de l'eau froide sur la tête. C'est à ces tempéraments que le café

au lait convient, ainsi que tous les débili-
tants. Nourriture légère, laitages, légumes,
poissons, viandes bouillies. Se priver de
café noir, de liqueurs, de vins généreux, de
viandes rôties, et surtout de gibier, de homards, caviar et excitants généraux. Les
cressons, chicorées, sont de bons dépuratifs.
Le houblon en tisane, ainsi que la chicorée
amère et la saponaire surtout, sont à conseiller comme boisson habituelle.

CROUP

Le croup est une terrible maladie, d'autant plus mortelle qu'elle n'est pas soignée à temps.

Le croup peut prendre, au début, le masque d'un rhume, de la coqueluche; aussi n'attendez pas plus longtemps pour recourir au médecin, car, seul, le praticien saura discerner s'il doit redouter le développement du croup.

Le petit malade se plaint d'une douleur à la gorge; de temps en temps la toux apparaît par quintes. Le mal de gorge augmente, et l'œil exercé du médecin peut déjà découvrir des plaques (pseudo-membraneuses) sur les amygdales, au fond du pharynx, sur le voile du palais, etc. La gêne dans la respiration arrive, la voix s'altère et prend le timbre de celle d'un polichinelle ou du coq... Mais en voilà assez de dit, car, depuis longtemps le médecin a dû voir le malade.

Les causes sont les soins insuffisants, le séjour dans un milieu malsain, humide ; mais dans les temps où le croup règne à l'état épidémique, il peut frapper brusquement les enfants les plus sains, les plus robustes, et placés dans les meilleures conditions hygiéniques.

L'âge de deux à sept ans est celui où la maladie surprend le plus communément l'enfance.

Pourtant on a vu des hommes succomber, en quarante-huit heures, aux atteintes de cette terrible maladie. La médecine, en peu de temps, entre autres victimes, a eu à enregistrer la perte de deux de ses membres les plus distingués. L'un, jeune homme de vingt-huit ans, fils d'un professeur émérite. marchant sur les traces de son illustre père, a engendré le mal auprès du lit d'un enfant qu'il soignait. L'autre, à l'âge de quarante-huit ans, a été enlevé à la science dont il était l'orgueil, et par les mêmes causes et dans le même espace de temps.

Nobles victimes d'une profession que vous honoriez si dignement, votre exemple sublime laissera de nombreux imitateurs.

Qu'on nous pardonne cette digression, dictée par nos profonds regrets, et achevons par un mot ce que nous avons encore à dire.

La seule chose utile à faire, en attendant le médecin, est de donner un vomitif puissant à l'enfant. Le sirop d'ipécacuana suffit ordinairement ; si on n'en a pas sous la main, il faut faire vomir l'enfant en lui faisant boire de l'eau tiède, ou en lui mettant le doigt au fond du gosier, ou en lui chatouillant le même endroit, au moyen des barbes d'une plume entière.

On pourra lui appliquer des sinapismes recouvrant les deux jambes, et qu'on laissera dix minutes.

Les sinapismes devront être faits avec de l'eau froide ou à peine dégourdie, et sans vinaigre. Rien qu'avec la farine de moutarde et de l'eau.

Une personne prudente doit constamment avoir chez elle une petite pharmacie, composée ainsi :

Sirop d'ipécacuana, 100 grammes.

Dose.

Pour faire vomir un enfant, donner trois cuillerées à café, une de cinq minutes en cinq minutes.

Pour faire des sinapismes.

Farine de moutarde, dans un pot verni, 1 kilogramme.

Pour les brûlures.

Poudre de charbon de peuplier, 1 kilogramme.

Pour cataplasmes.

Farine de graine de lin, 1 kilogramme.

Et des plantes et fleurs pour faire les
tisanes, à moins qu'on ne demeure pas loin
d'un pharmacien, car, dès lors, ces précautions deviennent inutiles ; ces produits se
conservant mieux dans une officine faite
exprès que dans un ménage.

DARTRES ET AUTRES MALADIES DE LA PEAU

Les maladies de la peau sont si nombreuses, qu'elles forment, à elles seules, une branche importante de la science médicale. Elles ont donné lieu à des études particulières, et forment une spécialité dans l'art de guérir.

Elles ont généralement pour cause l'accumulation du sang vers la partie malade.

Les unes se forment en boutons, les autres en plaques plus ou moins larges, presque toutes sécrétant une suppuration plus ou moins grande.

Les caractères qu'elles prennent sont tellement différents, que nous ne pourrions les détailler sans sortir du cadre restreint qui nous est imposé. Il faudrait faire un traité de ces maladies et décrire la forme particulière que chacune d'elles affecte.

Bornons-nous donc à dire que, lorsqu'on verra apparaître sur la peau des boutons, des plaques rouges ou grises, occasionnant de la démangeaison, de la douleur ou de la cuisson, et que ces accidents ne céderont pas à quelques bains simples, aux soins de la propreté, à quelques purgatifs, tout au plus, il faudra aller trouver le médecin reconnu pour être le plus savant dans ces sortes de maladies, et surtout suivre exactement le traitement qu'il indiquera.

Souvent ce traitement est long; il faudra de la patience, le mal est longtemps à se déclarer, il ne faut pas s'étonner qu'on soit longtemps à le combattre et à le vaincre.

Méfiez-vous des charlatans qui feront rentrer le mal, si je peux m'exprimer ainsi. Vous vous croirez guéri, alors que la maladie ne fera que changer de place, et sera bien plus grave au dedans qu'au dehors.

DOULEURS AUX ARTICULATIONS
(Rhumatismes articulaires et musculaires)

La douleur offre tant de variétés, qu'avant de décrire celles auxquelles on donne le nom de douleurs rhumatismales, je dois dire un mot sur les autres.

La douleur n'est jamais qu'un effet, qu'un symptôme du mal ou de la maladie qui en est la cause.

Vous donnez-vous, ou recevez-vous un coup, la douleur sera proportionnée à la violence de ce coup. Pourquoi? C'est parce que ce coup a appelé vers la partie qui l'a reçu d'autant plus de sang que sa force a été grande. C'est que le sang ne peut pas se porter impunément dans une partie du corps en plus grande abondance que la nature le lui permet, sans que cette nature

en souffre. Ainsi une veine, une artère,
qui sont les canaux formés spécialement
pour contenir et charrier la quantité de
sang dont chaque partie du corps a besoin,
ne peuvent contenir qu'une certaine quantité de ce sang. Du moment où, par une
cause quelconque, le sang afflue avec trop
d'abondance, il y a douleur; parce qu'à
côté du canal sanguin, il y a un rameau
nerveux, que les nerfs sont les organes de la
sensibilité, et que la pression opérée sur
eux par les vaisseaux ou canaux du sang, qui
sont grossis outre mesure, détermine une
prompte irritation, qui se change rapidement en ce qu'on appelle inflammation, et
par contre fait naître la douleur.

Quand un fleuve, une rivière, ou un simple
ruisseau reçoit plus d'eau qu'il n'en peut
contenir, il y a inondation, et le surplus de
l'eau va couvrir les terres. Cela ne se passe
pas ainsi dans le corps humain, à moins
qu'il n'y ait déchirure des chairs et de la
peau externe, ou rupture des canaux san-

guins à l'intérieur du corps, ce qui devient d'autant plus grave qu'il y a plus ou moins de sang sorti des canaux, et encore suivant la place où ces canaux se rompent. Ainsi dans le cerveau, le cœur, le poumon, la mort peut être foudroyante. Dans l'épaisseur des chairs il y a moins de danger.

Je me suis laissé entraîner un peu loin de mon sujet. Revenons-y donc : j'ai donné la cause de la douleur ordinaire, qui est la pression exercée sur un ou plusieurs trajets nerveux par le sang. Nous allons parler de la douleur produite par une autre cause.

DOULEURS RHUMATISMALES

Le rhumatisme est musculaire ou articulaire, c'est-à-dire que la douleur sera dans les muscles ou chair, ou dans les articulations des os.

Le rhumatisme musculaire est sans danger ; quoique souvent très-douloureux.

Celui qui a son siége dans les muscles du cou (torticolis) ou dans les muscles du dos (lumbago) sont les plus fréquents. Les causes les plus ordinaires sont les refroidissements, les coups d'air, un effort pour soulever un fardeau, alors que le corps n'est pas d'aplomb, un mouvement trop brusque ou à faux; une position fatigante trop prolongée, etc.

Les remèdes sont simples : provoquer une sueur abondante par le bain hydrosudopa-thique (décrit à la fin de cet ouvrage) ou le bain de vapeur au moyen de la chaux vive, si l'on ne peut s'en procurer d'autre. (Voir à la fin de l'ouvrage la manière simple et économique de donner ce bain). Frictionner le corps ou la partie douloureuse avec le *baume de Fioraventi*, ou le *baume tranquille* ou mieux *baume Opodeldoch*. Si le mal persistait malgré ces soins, il faudrait appeler le médecin, surtout si la fièvre se déclarait.

DOULEURS DU RHUMATISME ARTICULAIRE

Les douleurs produites par le rhumatisme articulaire sont parfois si intolérables, que le malade ne peut supporter sans crier le simple contact des draps de son lit. Il convient alors d'éloigner leur contact au moyen des cerceaux dont on trouvera le dessin à la fin de ce volume, à l'article *bains de vapeur à 2 centimes.*

Ces douleurs n'ont plus la même cause que celles produites par l'afflux du sang que j'ai décrit plus haut. Elles sont produites par suite de l'inflammation des *capsules synoviales.* Voici ce qu'est une capsule synoviale : figurez-vous, lecteur, un sac sans ouverture, un bonnet de coton déployé, et remplacez ces tissus de toile ou de coton par ce que nous nommons une *membrane* ou peau mince et molle, quoique fort solide. Figurez-vous ces sacs, plus ou moins grands, remplis d'un liquide (synovie) espèce d'humeur filante, et comparable au blanc d'un œuf frais; figurez-vous encore l'extrémité de chacun de nos os, depuis le plus gros jusqu'au plus petit, se reposant sur cette couche moelleuse, comme les ferrures d'une porte sur leurs gonds bien huilés; et vous aurez une idée de l'admirable mécanisme qui permet à nos doigts de se plier en deux ou trois parties, selon qu'ils ont deux ou trois os (phalanges) et autant d'articulations, et cela avec une rapidité phénoménale chez certaines personnes exercées; comme les pianistes par exemple. Admirez, et étonnez-vous qu'on puisse, sans douleur, exécuter ces mouvements que l'œil a peine à suivre, alors que vous vous souvenez avoir vu des malheureux ne pas pouvoir soulever un doigt, ou un membre, sans pousser des hurlements de douleur. Ah! c'est que, par une cause ou par une autre, ce petit sac rempli d'huile était mis à sec, et que ses parois étant sèches et vides à l'intérieur, produisaient, en se rencon-

trant, l'effet de deux limes qu'on frotterait
l'une contre l'autre. Ce serait peu glissant,
comme vous pouvez vous en faire une idée;
et si au lieu de métaux vous admettez des
chairs vives, jugez des tortures éprouvées
au moindre mouvement. L'état inflamma-
toire qui en résulte nécessairement cause
ces douleurs rhumatismales articulaires.

Les remèdes? Je ne vous les dirai pas,
parce que vous les emploieriez mal à propos, et que par là vous augmenteriez les
douleurs au lieu de les soulager. Votre
meilleur ami, votre bon médecin, viendra
vite soulager son malade, qui souffre des
tortures d'un enfer anticipé; et bientôt guéri,
ce malade dira avec conviction combien un
bon médecin est un ami précieux.

Mais ce que je vous dirai, c'est de prévenir le mal autant que possible, et surtout
de redouter les rechutes, toujours terribles.

La cause la plus ordinaire du rhumatisme articulaire est l'impression du froid.
Mais je ne saurais trop appuyer sur une

autre cause qui selon moi est encore bien plus déterminante, c'est l'habitation prolongée dans une chambre humide, surtout une chambre où l'on couche. C'est d'aller ce qu'on nomme vulgairement : *essuyer les plâtres* des maisons tout nouvellement bâties. Il faut pour se tirer sain et sauf d'un séjour d'une année dans une maison neuve, avoir un tempérament bien vigoureux; et encore sait-on si quelques années plus tard, le germe engendré dans un local humide ne se développera pas d'une manière fatale. Les fatigues musculaires excessives ainsi qu'une prédisposition naturelle sont encore des causes reconnues. Les tempéraments lymphatiques sont les plus exposés à contracter facilement cette douloureuse maladie.

Aux lymphatiques disons donc : garantissez-vous du froid, en prenant de bonne heure l'habitude de vous laver le corps à grande eau froide, surtout l'hiver, saison dans laquelle il faudra fuir les chambres trop chauffées. L'habitude du froid vous garantit d'autant mieux de ses rigueurs. On ne sent jamais mieux le froid que lorsqu'on est en sueur, ou quand on sort du milieu d'une chaleur étouffante.

Combien de jeunes filles ou femmes sortent d'un bal, l'hiver, encore échauffées par les effets d'une danse animée, s'exposent au froid, et rentrent chez elles avec un frisson avant-coureur d'une mort rapide. Quarante-huit heures suffisent souvent pour ne laisser qu'un cadavre à la place de celle qui naguère faisait la joie et l'orgueil de ses parents, désormais inconsolables. Vous tous qui nous lirez, ne croyez pas que nous traçons un tableau exagéré, mais soyez convaincus au contraire qu'il est au-dessous de la réalité, que nous avons été le triste témoin d'un nombre trop grand de ces morts presque subites, chez de jeunes filles dont la santé florissante permettait de fonder l'espoir d'un long avenir : jeunes filles du plus grand monde, ayant tout pour plaire, possédant

une fortune qui contribue au bonheur,
alors qu'elle ne le donne pas ; mortes en
moins de quarante-huit heures ! sans autre
cause qu'un refroidissement à la sortie d'un
bal dont elles avaient été les reines. Cet
exposé pourra sembler une digression,
mais nous devions nous étendre sur ce
sujet, peu importe la place choisie plus ou
moins opportunément.

DOULEURS AUX DOIGTS DE PIEDS, DES MAINS OU DES POIGNETS (Goutte)

La goutte est une maladie qui peut être héréditaire, ou s'acquérir par suite d'excès. Elle affecte une marche plus ou moins mobile, et attaque rarement avant l'âge de trente à quarante ans. Son début peut quelquefois être méconnu, et la difficulté de reconnaître tout d'abord les caractères des vagues symptômes, peut la faire confondre avec les diverses espèces de rhumatismes. Un médecin expérimenté ne se trompera pas.

Mais alors que les symptômes se déclarent franchement, le doute n'est plus permis. Ainsi quand une personne ressent une douleur lancinante, avec *chaleur* portée souvent jusqu'à la sensation de la brûlure.

quand il y a *gonflement*, *rougeur* et *tension de la peau* dans une articulation d'un ou plusieurs doigts des pieds ou des mains, vous pouvez hardiment dire : c'est la goutte.

La goutte arrivée, certes le médecin vous soulagera, mais s'il vous guérit de l'accès songez que désormais *le meilleur médecin sera vous-même*, car la goutte est une de ces maladies qu'il faut et qu'on peut prévenir mieux que toute autre. C'est à l'hygiène qu'il faut avoir recours. C'est au fort buveur, au gourmand avide de ces mets recherchés, mais dangereux quand ils sont pris trop souvent, qu'il appartiendra de se guérir en renonçant aux excès du vin, des liqueurs, et excitants généraux, comme le café, le poivre en excès, les truffes, le caviar, les viandes de chevreuil, lièvre et autre gibier, les homards, les viandes et les poissons fumés.

La bière, l'eau rougie ou légèrement mêlée d'eau-de-vie, le cidre, poiré, etc., voilà les boissons permises en quantité suffisante

pour apaiser la soif. Les viandes bouillies,
les viandes blanches, même rôties, les poissons frais, les légumes, etc., voilà la nourriture saine et convenable. Ajoutez à cela
un exercice assez violent, force sueurs et
bains hydrosudopathiques (dont nous don-
nons la description très-simple à la fin de
cet ouvrage) mais pourtant mesurés d'après
la force physique du malade; et les accès
de la goutte seront moins forts d'abord,
plus espacés ensuite, et enfin céderont, si
vous avez le courage de continuer la lutte
contre le mal.

Si le mal persiste malgré tout, il faudra
user alors de remèdes que votre médecin
seul doit ordonner, c'est pourquoi je n'en
parle pas.

EMPOISONNEMENT

Les empoisonnements ont-des causes si nombreuses que nous ne pourrons les indi-quer que très-brièvement, d'autant plus que le praticien seul saura faire la distinc-tion de leur nature; nous nous bornerons, comme toujours, à n'indiquer que ce qu'il sera le plus prudent de faire en attendant le médecin.

Les empoisonnements sont le résultat : de l'introduction dans l'estomac d'une sub-stance vénéneuse quelconque, soit par er-reur, accident ou crime ; comme peuvent être aussi les conséquences de l'état que professe une personne, maniant les métaux tels que le mercure, le plomb, le cuivre, etc., dont les poussières ou émanations sont portées dans l'économie (le corps) par les voies de la respiration, de l'absorption par la peau ou la bouche, surtout si les ouvriers mangent avec leurs mains sales, et couvertes de la poussière des métaux.

Les poisons peuvent être fournis par des substances minérales, végétales ou animales. Leur forme est solide, liquide ou gazeuse.

La première et unique loi pour nous, qui ne devons agir qu'en attendant le médecin, est de tenter de prévenir les effets du poison, en tâchant de le faire sortir, ou d'essayer de neutraliser les effets de celui qui n'aura pas été rendu.

C'est donc dire qu'il faudra aider ou provoquer les vomissements, le *plus tôt possible*. On y parviendra en chatouillant le fond du gosier avec les barbes d'une plume entière, et en faisant boire abondamment de l'eau tiède au malade.

Empoisonnement par les alcalis (ou sels).

Pour la potasse, la soude, les sels d'ammoniaque, la chaux, faites boire en grande quantité de *l'eau vinaigrée*, ou acidulée avec un citron par litre d'eau ; et surtout *l'eau albumineuse.*

L'eau albumineuse se fait en battant quatre blancs d'œuf dans un litre d'eau. Passez dans un linge fin. Donnez à boire un verre de cinq en cinq minutes d'abord, pendant vingt-cinq à trente minutes, puis ensuite de dix en dix minutes jusqu'à l'arrivée du médecin.

Empoisonnement par les acides.

Acide nitrique, sulfurique, eau de javelle, etc.; donnez à boire de *l'eau de savon*, *du lait*, de *l'eau albumineuse* en grande quantité.

Par l'arsenic.

Café. Poudre de charbon de bois. Mélange de bouillon, de vin et d'alcool. Lait, huile d'olive, eau albumineuse.

Par le zinc, l'étain, et leur composé :

Lait, eau albumineuse.

Par le cuivre, le mercure et leurs sels :

Eau albumineuse. Lait.

Par morsure de vipère, scorpion, guêpe, etc.

Sucer la piqûre fortement, et tout le temps qu'on mettra à trouver quelqu'un qui appliquera sur la morsure un fer *rougi à blanc*, ou de l'ammoniaque liquide. Si vous allez chez un pharmacien, ce qui sera le mieux, il emploiera le nitrate acide de mercure, le chlorure d'antimoine ou le nitrate d'argent pour les morsures de vipères et animaux enragés.

Par les moules ou autres coquillages.

Lait, eau vinaigrée, vomitif.
Pour le grand nombre des autres remèdes le médecin seul pourra les administrer.

ENTORSES, FOULURES

L'entorse est le résultat ordinaire d'un mouvement brusque et violent imprimé à une articulation, surtout lorsque le membre se trouve poser à faux.

Les parties ou attaches musculaires, qui entourent les articulations, étant tiraillées d'une manière plus ou moins violente, peuvent être déchirées plus ou moins complétement.

Il en résulte un gonflement très-douloureux, qui empêche tout mouvement de la partie blessée, et arrache des cris au patient au moindre déplacement.

On nomme *entorse* la déchirure des attaches musculaires de l'articulation qui unit le pied à la jambe ; et *foulure*, les mêmes accidents se produisant au poignet ou à la main.

En raison de la gravité de la blessure, il survient sur-le-champ, autour de l'articulation, de larges plaques violettes, et quelquefois des grosseurs molles pouvant atteindre le volume d'un œuf de poule. Ces plaques ou grosseurs sont l'effet d'un épanchement du sang dans les tissus voisins des muscles arrachés.

Aussitôt qu'une personne vient de se fouler ainsi une articulation, la seule, *la meilleure chose à faire* est de mettre la partie blessée sous le jet d'eau d'une borne-fontaine, d'une pompe, et surtout de continuer à faire tomber l'eau sur la partie malade *malgré les cris du blessé*. A défaut de pompe, on trempera le membre dans un seau d'eau très-froide, en ayant le soin de renouveler cette eau souvent. On continuera à chasser le sang, qui afflue vers l'endroit blessé, en mettant constamment des compresses épaisses, trempées dans de l'eau froide, jusqu'à ce que la peau ne soit pas plus chaude à l'endroit meurtri qu'elle ne l'est dans les parties saines du corps.

Pour employer ce remède simple, mais infaillible, il ne sera tenu aucun compte : si le malade sort de manger, et si c'est une femme, il importe peu qu'elle soit ou non à une époque de pertes naturelles, ou même que le corps soit en sueur.

On continuera donc l'application d'*eau froide seule*, pendant une heure ou deux. Après on pourra mettre des compresses imbibées d'eau résolutive.

L'eau résolutive se fait avec l'eau-de-vie camphrée et l'eau blanche, qu'on mêle en égale quantité. On devra laisser ces compresses sur le mal jusqu'à ce qu'elles soient à peu près sèches.

On verra bientôt sous l'influence de ce simple traitement, les grosseurs formées par le sang disparaître, ainsi que le gonflement. La douleur diminuera puis cessera complétement. Un repos absolu, ne pas fa-

tiguer trop vite, *surtout si c'est une entorse*, car on a de nombreux exemples
d'individus estropiés *à tout jamais*, pour
avoir voulu marcher alors qu'ils n'étaient
pas guéris.

Nous ne terminerons pas cet article sans
obéir à la voix de notre conscience, qui
nous impose le devoir de dire aux blessés :
gardez-vous des rebouteurs. Pour l'exemple d'un malade (qui eût guéri tout seul)
guéri malgré eux, il y en a par centaines
qui demeurent estropiés pour le reste de
leur vie. En effet, comment supposer qu'un
ignorant en anatomie aille deviner l'admirable complication qui forme une articulation ? Sait-il comment les os sont disposés?
Comment ils se relient ? S'il y a déplacement à droite, à gauche, en haut ou
en bas, comment le saura-t-il? Il tirera à
tort et à travers, tombera juste une fois par
hasard, pour rendre infirme quatre-vingt-
dix-neuf fois sur cent ses confiantes dupes.

ÉRYSIPÈLE

L'érysipèle est une inflammation de courte durée, avec gonflement et rougeur de la peau.

L'érysipèle peut survenir à la suite d'une plaie ou blessure (érysipèle traumatique), ou provenir d'une cause externe, comme de rester exposé au soleil, et être la suite de ce qu'on appelle *un coup de soleil*. Il peut devenir épidémique. Il y a certains tempéraments qui sont plus exposés que d'autres à cette maladie.

L'érysipèle de la face est le plus commun. Il est rarement grave, et le médecin s'en rend facilement maître, l'empêche de s'étendre jusqu'au cuir chevelu, car, dans ce cas, il amène souvent le délire, et par suite devient plus grave.

L'érysipèle peut compliquer aussi d'autres maladies ; nous ne parlerons donc pas de cette forme-là , puisque le médecin sera présent.

Quand on verra la peau qui entoure le nez devenir rouge , se gonfler, envahir les paupières, qui souvent se remplissent d'eau (sérum du sang), au point de fermer les yeux, le mal de tête venir, il faudra courir chez le pharmacien demander 30 grammes de *sulfate de fer* , on fera fondre cette préparation dans un demi-litre d'eau. On trempera une compresse en plusieurs doubles dans cette eau, et on l'appliquera sur la partie enflammée , en ayant soin de la couvrir totalement. En même temps, on aura déjà envoyé chercher le médecin, car c'est à lui de juger de la gravité du mal et des moyens à employer pour le combattre et le vaincre promptement.

FIÈVRES

Ce qu'on nomme fièvre, pris dans son sens général, est la réunion de plusieurs phénomènes qui sont : 1° chaleur plus élevée de la peau ; 2° sécheresse ou moiteur de la peau ; 3° précipitation du pouls. Ce genre de fièvre commence et cesse avec la maladie qui en est la cause.

Les fièvres, à proprement parler, sont :

1° Les fièvres continues ;

2° Les fièvres intermittentes.

Les fièvres continues se divisent en

1° Fièvre éphémère, c'est-à-dire de courte durée, et se terminant toujours par un prompt retour à la santé ;

2° Fièvre typhoïde, c'est-à-dire qui ressemble au typhus ;

3° Fièvres éruptives, ou accompagnées d'éruptions sur la peau.

FIÈVRE ÉPHÉMÈRE

La fièvre éphémère est rarement précédée de malaise. Son début est parfois brusque, un léger frisson, suivi par un mal de tête plus ou moins fort, avec lassitude dans les membres, la perte de l'appétit, s'accompagnant de sécheresse de la bouche, et coloration blanche de la langue, de soif plus ou moins vive, et quelquefois, chez les enfants, de délire. Bientôt une sueur plus ou moins abondante, et aussi un saignement du nez (hémorrhagie nasale) viennent annoncer la fin de la maladie, qui se termine souvent au bout d'un jour ou deux, et persévère rarement trois ou quatre jours au plus.

La fièvre éphémère, si commune dans l'enfance, a pour cause : 1° l'action prolon-

gée de la chaleur ; 2° l'exposition au soleil
ardent, surtout au printemps ; 3° les émotions vives du jeu ; 4° les fatigues, etc. Les
personnes plus âgées peuvent aussi éprou-
ver ses effets, mais les causes sont différentes. Ce sont : 1° les excès de table, ou
tout autre ; 2° les veilles prolongées, avec
ou sans émotions vives ; 3° les travaux pénibles, ou fatigues excessives ; 4° l'influence
du changement de saison.

Traitement : repos, diète, tisanes de fleurs
de sureau, bourrache, tilleul, des quatre
fleurs.

Mais comme tout le monde n'est pas forcé
de savoir distinguer si c'est une fièvre éphémère simple, ou bien une fièvre, début
d'une maladie plus grave, il sera prudent
d'appeler le médecin, qui saura se prononcer sur la légèreté ou la gravité de la maladie.

FIÈVRE TYPHOÏDE

Comme la fièvre typhoïde ne surprend jamais brusquement le malade, et est une affection qui peut devenir très-grave et même mortelle, nous allons décrire les signes les plus ordinaires qui la feront reconnaître à l'œil le moins exercé.

Il se déclare d'abord un malaise qui s'annonce par un affaiblissement qui va en augmentant. Il y a de l'inquiétude ; l'appétit diminue ; la bouche devient pâteuse, et souvent la diarrhée apparaît : cet état dure parfois plusieurs jours ; généralement la maladie débute le matin. Les traits du visage sont altérés, les forces manquent et la démarche devient chancelante, un violent mal de tête se déclare. La fièvre, presque toujours précédée d'un frisson, devient très-forte, et très-souvent des saignements par le nez (épistaxis) accompagnent ce début.

Mais, prudent lecteur, n'attendez pas le développement de la totalité des symptômes détaillés plus haut pour aller chercher le médecin. Aucun traitement ne peut être conseillé, car il doit se modifier selon l'âge, le sexe, la force, les habitudes du malade. Néanmoins, ayant été témoin d'heureux succès obtenus par le traitement hydrothérapique, nous le conseillerons si le malade se trouve à portée d'un établissement spécial, ou si le médecin le juge applicable dans le milieu où se trouve le malade. A l'hôpital de la Pitié, le docteur A. Becquerel a obtenu de grands succès en appliquant la méthode du professeur Serres, membre de l'Institut, et consistant, à l'intérieur, en prises de sulfure noir de mercure de 0,60 c. à 1 gr. 50 c., selon l'âge et la force du sujet : on donnait ce médicament en deux ou trois fois, incorporé dans un peu de confiture de groseilles. A l'extérieur, en frictions, onguent mercuriel sur l'abdomen , 15 à 25 gr. , avec application de vastes cataplasmes émollients. Pour boisson, limonade, sirop de groseilles ou de cerises, avec eau de Seltz; quelques bains. Si, par exception, nous parlons médication, c'est par suite de conviction profonde des heureux résultats dont nous avons été le témoin. (Sur 104 cas, la moitié au moins très graves, il n'y eut que 4 décès *par suite de complications*, comme hémorrhagies pulmonaires, etc.)

FIÈVRES ÉRUPTIVES

Les fièvres éruptives, très-souvent épidémiques et contagieuses, ont pour principaux caractères une éruption sur la peau , affectant une forme particulière, qui permet de ne pas confondre les diverses maladies entre elles.

On peut classer les fièvres éruptives ainsi qu'il suit :

1° La rougeole ;
2° La scarlatine ;
3° La vaccine ;
4° La varioloïde ;
5° La variole.

Nous décrirons séparément les deux premières affections. Nous dirons un mot de la vaccine et confondrons ensemble les symptômes des deux dernières maladies.

La Rougeole

La rougeole est une fièvre éruptive : on la reconnaît facilement à l'aspect qu'offre la peau sur laquelle sont disséminées, en plus ou moins grand nombre, de petites taches rouges, tantôt isolées, tantôt réunies et généralement en si grande quantité, qu'elles forment comme une plaque rouge avec saillie sur la peau.

Début. — La rougeole débute ordinairement assez brusquement, par une fièvre assez forte ; la peau est sèche et chaude. Mal à la tête. La toux survient, sèche, dure, par quintes. Parfois respiration pénible et sensation d'une barre sur la poitrine. Un signe particulier, qui manque bien rarement, est *la présence de larmes dans les yeux*, surtout au moment de la toux. L'enfant éternue souvent, il est courbaturé et comme brisé de fatigue. La langue est blanche, large, humide. Chez les tout jeunes enfants, il survient parfois des convulsions, qui cessent alors qu'apparaît l'éruption des taches circulaires rouges.

Nous pourrions décrire les trois périodes de la maladie ; mais à quoi bon ? puisque ce que nous en avons dit est plus que suffisant pour éveiller l'attention du lecteur, qui sait que le médecin doit venir dire. Ne couvrez pas trop votre petit malade, car c'est une erreur qui peut devenir fatale, que de croire qu'en étouffant le patient sous un

monceau de couvertures, édredons, etc..
l'éruption sortira mieux. Lorsque à Paris
nous traitions la rougeole ou la scarlatine,
notre unique traitement consistait en huit ou
dix potées d'eau jetées sur le corps, en moins
de deux minutes, à essuyer le mieux possible
le petit malade, et à le remettre dans son lit,
où une réaction bienfaisante venait bientôt
provoquer une éruption *qu'aucun autre
mode de traitement ne saurait procurer*.
Avec deux ou trois aspersions pareilles et des
infusions des quatre fleurs ou quatre fruits
pectoraux, nous n'avons jamais eu d'insuccès.

Ce n'est pas le plus souvent la maladie
qui est le plus à craindre, mais bien ses
suites; aussi, pendant le mauvais temps,
surtout, soit le froid ou l'humidité, retenez
le convalescent à la maison, *d'autant plus
longtemps que la maladie aura été
grave;* ne le laissez sortir par un beau
temps, sec et chaud, que quand votre médecin le permettra; vous pourriez payer
bien cher une imprudence.

Scarlatine

La scarlatine débute ordinairement par un mal de gorge plus ou moins violent, et qu'accompagne le mal de tête ; parfois frissons, fièvre et saignement par le nez. Fréquentes envies de vomir, douleurs dans les reins, courbature. Quelquefois l'invasion de l'éruption a lieu tout à coup, par des taches rouges, *sans élevures au-dessus de la peau*, et qui disparaissent sous la pression légère du doigt, pour reparaître presque aussitôt le doigt retiré.

Voyez votre médecin, et encore plus que pour la rougeole, *craignez la convalescence plus que la maladie !* car les complications sont très-fréquentes, surtout l'hydropisie, qui vient à la suite du refroidissement.

Vaccine

Je ne dirai qu'un mot sur la vaccine, c'est qu'*il faut faire vacciner ses enfants,*

et qu'il est prudent de le faire encore douze
ans après la première inoculation ; que la
vaccine joue un grand rôle au début de la
petite vérole (variole) dont elle semble
dompter les caractères les plus fâcheux.
Cela dit, votre médecin vous expliquera ce
que vous désirez savoir en plus.

Petite vérole (Variole et Varioloïde)

La variole ou petite vérole est une fièvre
éruptive. Ses caractères particuliers sont
une éruption de boutons ou vésicules qui
renferment au début un liquide de la couleur du citron , et, vers le quatrième jour,
se changent en boutons proéminents sur la
peau , et au milieu de chacun desquels
existe un point d'attache formant dépres-
sion, et qu'on appelle en médecine *boutons
omilbiqués*. Les premiers symptômes sont :
la fièvre. Envies de vomir, et même vomissements. Une douleur plus ou moins violente dans les reins est le signe qui manque

le moins. Quelquefois douleurs générales, abattement, tendance à l'assoupissement et une constipation opiniâtre. Langue sale, rouge à la pointe, mal de gorge plus ou moins intense, sueurs, parfois délire.

N'en attendez pas tant pour aller chercher le médecin, qui vaccinera *en tout cas.*

Prudence dans la convalescence.

Varioloïde

La varioloïde ne diffère de la variole que par une éruption moins forte, et ayant d'autres caractères dans la forme des boutons, description qui intéresserait peu le lecteur; ses débuts sont aussi moins prononcés, mais toujours assez graves pour aller voir le médecin.

Nous ne terminerons pas cette revue des diverses fièvres sans dire un mot sur les causes des *fièvres proprement dites,* ou fièvres intermittentes, c'est-à-dire fièvres prenant 1° tous les jours à la même heure.

par accès d'une durée égale, et qu'on nomme *fièvre quotidienne* ; 2° fièvre ne venant que tous les deux jours, à heures différentes, et offrant des symptômes inégaux constituant la *fièvre double-tierce* ; 3° *fièvre tierce*, dont la forme est la plus commune, et apparaissant par accès égaux de deux jours l'un ; 4° *fièvre quarte*, s'annonçant par accès égaux, après un repos de deux jours ; 5° la *fièvre double-quarte*, venant par accès inégaux, deux jours de suite, le troisième jour, sans accès, qui reprennent le quatrième jour ; 6° *fièvre triple-quarte*, par accès inégaux, pendant trois jours, avec repos le quatrième. Il est inutile de donner d'autres détails, vu que le médecin saura apprécier les divers cas. Les causes diverses des diverses fièvres intermittentes dont l'aperçu est donné plus haut sont : 1° le dégagement des miasmes qui proviennent de marais, mares et eaux stagnantes ; 2° le défrichement des terres provenant de marais desséchés ; 3° le mélange

des eaux salées et douces , comme au con-
fluent des fleuves et de la mer. La chaleur
aidant au dégagement des gaz que les
terres contiennent, il sera donc prudent de
ne labourer les terres provenant du dessè-
chement que dans la saison de l'automne.
La présence de tas de fumier près des sour-
ces, puits, pompes ou autres amas d'eau
d'où l'on tire l'eau qu'on boit , est encore
une cause qui peut déterminer la fièvre, si
le purin du fumier filtre dans cette eau à
laquelle il se mêle. *On aura le soin d'écar-
ter des puits et pompes d'où on tire l'eau
pour boire, tout amas de fumier ou autres matières en décomposition.*

Le développement de la maladie n'est pas
toujours immédiat. On a vu des voyageurs
traverser rapidement les marais Pontins ou
autres, et se voir pris par les fièvres au
bout de six mois, un an ou plus tard encore.

On assure que les habitants de la Sologne
et des pays marécageux , qui sont pris de
fièvres permanentes, ou pour mieux dire

continuelles, sont exempts de l'affreuse maladie qu'on nomme vulgairement *poitrinaire*, et qu'en médecine on nomme *phthisie*. Ce serait alors à se consoler d'être fiévreux à perpétuité.

FLUXION DE POITRINE (Pneumonie)

La pneumonie ou fluxion de poitrine franche débute brusquemment au milieu de l'état de santé le plus parfait.

Le frisson plus ou moins fort, la fièvre, de l'oppression à la poitrine et de la toux marquent son début.

N'attendez pas pour recourir au médecin que des symptômes plus graves surviennent. *La pneumonie est une des maladies qu'il faut attaquer dès son début,* si on ne veut pas compromettre sa santé, sinon sa vie.

Dans la première enfance, la maladie débute par une grande agitation et une fièvre qui augmente très-rapidement. Mal violent à la tête, soif très-vive, peau chaude. pulsation de cent à cent vingt par minute. Vite le médecin.

Les causes les plus ordinaires sont : l'impression du froid. Très-souvent, d'avoir laissé sécher sur soi des habits mouillés soit par la pluie ou autrement, surtout vers l'automne, ou par des temps humides. D'avoir laissé le corps en sueur se refroidir ou sécher, sans changer de linge. Enfin, d'autres maladies peuvent déterminer à leur suite la pneumonie.

Il n'y a rien à faire en attendant le médecin, *qui seul peut agir*, la première chose à faire étant une saignée.

FOLIE

La folie est une maladie provenant souvent de l'hérédité, c'est-à-dire par transmission avéc la vie. Offrant des formes différentes en si grand nombre, que les auteurs éminents qui ont le mieux traité cette partie de la médecine, ont dû réunir en groupes distincts la diversité de ses caractères généraux.

Le but que nous nous proposons dans cet ouvrage ne nous permet pas de traiter ce sujet d'études avec toute l'étendue qu'il mérite ; néanmoins nous devrons donner généralement la description des causes qui produisent la folie, et peuvent la déterminer chez une personne qui n'y serait pas naturellement prédisposée.

La folie est quelquefois partielle, c'est-à-dire qu'un individu peut conserver sa raison sauf un seul point. Ainsi, vous voyez cet individu conduire parfaitement ses affaires commerciales, diriger une entreprise importante et déraisonner complétement alors que les questions religieuses, politiques ou autres sont mises en discussion. Nous avons vu un jeune homme qui, sur tout le reste, raisonnait parfaitement, nous dire tout à coup : « Je suis le soleil », et sur ce point nous débiter avec verve une histoire féerique. Puis son attention ramenée sur une question d'intérêt, par exemple, ce même individu reprenant son bon sens, raisonnait avec une rare capacité. Voilà donc un exemple de la folie partielle, qu'on pourrait nommer folie douce, car il est des individus qui sont pris d'accès de fureur et qui deviennent alors dangereux.

Dans la folie douce, la voix, le geste ne sont souvent pas dénaturés, ils s'exagèrent pourtant lorsque l'idée fixe sur laquelle l'individu déraisonne vient à troubler son esprit.

Il y a aussi un genre de folie qu'on peut nommer hallucination. Elle peut s'emparer de tous les sens, la vue, l'odorat, l'ouïe, le goût, le toucher, etc. Ainsi, l'un croira voir toute autre chose que ce qui s'offre réellement à sa vue. L'autre entendra des sons venant du ciel, une voix imaginaire qu'il croira être divine. La nuit, ce seront des fantômes menaçants ou familiers. L'impression causée par ces hallucinations est si forte généralement que pour le malade ces visions, enfantées par un cerveau détraqué, deviennent des réalités.

Dans certains cas, la perversion des sens devient telle, que souvent l'odeur la plus repoussante est aspirée par le malade avec délice, ou bien les substances les plus grossières, les ordures mêmes, sont choisies de préférence aux mets ordinaires, et mangées avec avidité et plaisir. D'autres hallucinés se croient changés en animaux et jouir des priviléges de l'espèce. Ainsi, l'un croit voler avec la rapidité de l'hirondelle, et voit son corps emporté à de grandes distances. L'autre se voit à l'étable ou portant fièrement sur son dos un cavalier de convention.

En résumé, disons : les hallucinations ne constituent pas ce qu'on nomme la folie proprement dite, mais elles en sont les éléments principaux.

CAUSES DE LA FOLIE

Il est des causes spéciales qui déterminent des accès de folie passagère. Les suites anormales de l'accouchement chez la femme, l'abus des liqueurs alcooliques, ont pour effets des actes de folie qui cessent avec les causes qui les firent naître.

Les causes généralement admises comme agissant le plus sur les esprits faibles, les

tempéraments nerveux et très-impression-
nables, à certaines époques de la vie chez
la femme, surtout, sont : l'établissement
et la cessation des règles. Puis, à part l'hérédité, les émotions extrêmes : la frayeur,
une joie excessive, la dévotion exagérée,
les passions poussées à l'excès, comme la
soif de l'or, la politique, l'amour, etc.

On peut diviser la folie en plusieurs formes :

DÉLIRE AIGU

Le délire dont nous parlons ne doit pas
être confondu avec celui qui résulte d'une
maladie plus ou moins grave et longue ;
ce délire n'est que la conséquence de la
faiblesse du malade et de la violence du
mal. Nous voulons parler du délire appar-
tenant nécessairement à la folie, étant pré-
cédé pendant un temps plus ou moins long
de phénomènes caractéristiques. qui sont le

plus généralement une exaltation plus ou moins grande. Le caractère du malade change ainsi que ses goûts et ses habitudes. Il se livre à des actes les plus contraires à ses antécédents. Les idées les plus bizarres se succèdent, les mots n'ont pas de suite, l'agitation devient extrême, l'accès se déclare dans toute sa violence, et les vociférations, les cris, les menaces, les prières, les injures se succèdent à l'envi jusqu'à la fureur. Les mouvements peuvent devenir tellement désordonnés que, dans l'intérêt même du malade. on doit l'attacher très-fortement.

Nous n'en dirons pas davantage, ce qui resterait à décrire rentrant dans les connaissances spéciales du médecin. Ce que nous ajouterons pour rester dans les limites de notre tâche, c'est que la famille qui verra un de ses membres atteint des symptômes décrits plus haut, ne doit pas attendre que l'accès se prolonge pour faire donner des soins au malade. *La médecine pour la folie est une spécialité.* Aussi sera-t-il prudent d'envoyer le malade à l'hôpital, ou dans *une maison de santé spéciale à ce genre de maladie*, et surtout de s'opposer énergiquement à ce qu'on saigne le malade au début de l'accès. On a vu les saignées du bras, du pied, les sangsues, ventouses, etc., amener une aggravation terrible dans les accidents. C'est uniquement *au médecin spécial* à juger de son opportunité, on se contentera donc pour unique soin de verser sur la tête du malade d'abondantes potées d'eau froide, ou mieux un jet continu d'eau. Si on doit l'attacher dans son lit, sur une chaise, dans un fauteuil, *que ce ne soit pas avec des cordes*, qui le blesseraient; mais bien avec de larges bandes de toile forte, des nappes, des draps, des serviettes. On peut appliquer aux deux jambes pendant dix minutes de vastes sinapismes faits avec de la farine de moutarde délayée avec de l'eau froide. Ces sinapismes seront mis dans une serviette et couvriront totalement les jambes, du genou aux articulations des pieds. Une livre de moutarde environ pour chaque sinapisme.

FOLIE COMMUNE

La folie commune constitue la forme véritable de la folie, qu'on désigne sous la dénomination impropre d'*aliénation mentale*.

Comme symptômes, les variétés de la folie commune peuvent se classer en deux groupes : 1° délire général ; 2° délire partiel. Le premier groupe comprend la *manie aiguë* et *chronique*. Le second groupe peut se diviser d'après les monomanies suivantes :

Manies
1° Triste ;
2° Religieuse ;
3° Homicide ;
4° Incendiaire ;
5° Du vol ;
6° De l'ivresse.

Nous reproduirons ici les principaux symptômes précurseurs qui doivent fixer l'attention de la famille ou des intéressés : l'inquiétude, le changement d'humeur et de caractère, l'irritabilité souvent excessive, les bizarreries fréquentes, la tristesse sans cause, l'apathie ou la répugnance pour les travaux ou les plaisirs ordinaires, sont les signes presque constants qui précèdent la maladie.

La santé se trouve aussi plus ou moins altérée. Il y a malaise, fatigue sans cause, perte de l'appétit, douleurs vagues à la tête, soif exagérée, sommeil troublé par des rêves terribles ou sensuels, le regard plus animé, souvent fixe et hagard. C'est alors que sous l'influence, soit des progrès dv mal, soit d'une cause accidentelle comme la frayeur, une grande joie, etc., la folie se déclare souvent par un accès de fureur, ou par la première attaque d'un délire maniaque.

Monomanie religieuse

La faiblesse de l'esprit, une dévotion exagérée, l'abus du jeûne et des privations sont les principales causes de la monomanie religieuse. Elle entraîne avec elle les visions, les apparitions célestes. Le malade se croit parfois être Dieu, le Christ, la vierge Marie ou simplement un ange.

Les extases dans lesquelles il croit entendre des discours prophétiques. Les terreurs de l'enfer viennent l'assaillir dans certains cas.

Ce genre de folie, plus rare de nos jours qu'au moyen âge, sera combattu avec succès par des soins éclairés. C'est aux parents qui voient leurs enfants se porter avec trop de passion à des actes religieux, dont ils se plaisent à augmenter la rigueur, comme le jeûne, etc., à modérer leur zèle, à nourrir, fortement surtout, les enfants de complexion faible et délicate, à provoquer les exercices

du corps, à se faire aider par le prêtre
pour combattre les tendances exagérées,
à exciter les enfants à se livrer aux travaux
des champs, à la gymnastique, s'il est possible. Bains froids comme tonique, douches
froides sur la tête, ou, à leur défaut, jeter
l'eau sur la tête *par potées*, le matin lors
de la toilette. Enfin le mariage aussitôt que
l'âge le permettra, pourra, par les nouveaux
devoirs qu'il impose, déterminer une heureuse révolution dans le cours des idées.

Monomanie homicide

Terrible variété, heureusement rare, pouvant rester longtemps cachée. Le malade
se sent entraîné au besoin de verser le sang;
il lutte plus ou moins longtemps, selon
son énergie, contre ce fatal penchant jusqu'au jour où sa volonté succombe.

Si le malade a confié le secret de ses instincts, on essaiera de prévenir le mal par
l'éducation morale et religieuse, des tra-

vaux actifs et même pénibles, une grande distraction. Souvent l'état de boucher satisfait ce besoin de verser ou de voir le sang. Il est difficile de combattre ce genre de folie, ce sera aux spécialités remarquables qu'il faudra confier le malade.

Monomanie incendiaire et du vol

Idée fixe qui, arrivée à son paroxysme, pousse le malade à incendier ou à voler. L'éducation, la religion saine, un travail varié et actif, la gymnastique, et surtout l'affection de la famille pourront dominer ce genre de folie ; mais le médecin spécialiste fera mieux que tout autre.

Monomanie de l'ivresse

Les revers de fortune, la perte d'une position supérieure, l'oubli des sentiments religieux et des devoirs sociaux, sont trop souvent les causes qui déterminent la monomanie de l'ivresse dans la classe éclairée de la société. Les mêmes causes, jointes à l'habitude, sont souvent dans le bas peuple l'unique cause de cette monomanie dégradante. On voit les malheureux qui en sont atteints se faire un point d'honneur de la quantité des liquides qu'ils peuvent absorber, provoquer le premier venu à leur tenir tête, et aller jusqu'à l'insulte et aux voies de fait, à la moindre tentative de résistance de la part de ceux qu'ils ont momentanément associés à leur débauche.

Cette monomanie est une des plus incurables. On a vu ces malheureux, dans leurs rares instants de lucidité, se maudire eux-mêmes, faire de la meilleure foi du monde les serments les plus solennels de ne plus boire à en perdre la raison, et une minute après manquer à ces serments.

Parfois une maladie grave change le cours de leurs idées. On a vu même des personnes ne plus pouvoir supporter l'odeur des spiritueux, après avoir été atteints d'une fièvre typhoïde, mais c'est une exception rare.

Il faut que la famille, la religion, s'efforcent de triompher, alors que cette cruelle maladie n'est encore qu'à l'état de vice, c'est-à-dire au début. Mais si on laisse la passion pour les spiritueux dominer l'amour de la famille, tout espoir de guérison est à peu près perdu. Une grande révolution physique ou morale pourrait seule amener la guérison.

Inutile de dire que le médecin aidera puissamment par ses conseils à diriger les moyens les plus propres à dominer le mal.

GALE

La gale est une éruption de petits boutons pointus remplis d'eau, et ayant au centre un petit point noir, visible à l'œil nu, et mieux avec un verre grossissant. Il n'est pas toujours facile de trouver un bouton entier, car le galeux éprouve de telles démangeaisons, et se gratte si souvent et si fort qu'il arrache et crève ces boutons qui se recouvrant d'une petite croûte sanguinolente, ne permettront qu'à l'œil exercé du médecin de bien constater leur nature. La gale n'est à redouter que parce qu'elle est contagieuse, c'est-à-dire qu'elle se communique facilement, car depuis longtemps déjà ce n'est plus ce qu'on peut appeler une maladie. On a des preuves que jadis on en mourait. Aujourd'hui, en dix minutes, on tue le petit insecte (acarus scabiei) dont la tête forme ce petit point noir placé au centre du bouton et que nous avons décrit plus haut. Cet insecte mort, la gale ne peut plus être communiquée, une seule friction suivie d'un bain suffira pour obtenir ce résultat.

Ainsi, lorsque vous verrez ces petits boutons apparaître, résistez à la démangeaison, afin de ne pas les détruire avant d'avoir pu vous assurer de leur nature. Généralement ils commencent à se loger entre les doigts des mains et aux poignets. quoiqu'ils puissent aussi envahir l'endroit du corps qui aura touché un galeux.

Ayez soin après votre guérison de faire laver vos habits et de les faire passer au soufre. car il se pourrait que vous soyez de nouveau infecté de la même manière.

GRIPPE

La grippe est une maladie épidémique. Généralement elle est caractérisée par un gros rhume (catarrhe bronchique), ou par un mal de gorge (angine) plus ou moins violent, toujours accompagnés de douleurs dans les muscles, et de la perte des forces.

Elle débute ordinairement par un malaise, une grande lassitude dans les membres dont les muscles semblent considérablement affaiblis ; puis viennent des douleurs de tête et dans les membres, des crampes plus ou moins fortes, perte de l'appétit, envie de vomir, et quelquefois vomissements plus ou moins pénibles. Le nez est le siége de l'enchifrènement ou rhume de cerveau. Des larmes sont dans les yeux, le mal de gorge est plus ou moins douloureux, une toux sèche et pénible se déclare ainsi que des frissons suivis de chaleur, précédant un accès de fièvre. La toux, suivant l'intensité de la maladie, est légère ou très-violente; elle a lieu par quintes assez longues, accompagnées de difficulté de reprendre haleine. Des douleurs très-vives surviennent souvent dans le cou, dans les reins ou la poitrine, mais le lecteur prudent, sachant que la grippe règne dans le pays, n'attendra pas que tous les symptômes ci-dessus décrits s'emparent du malade, sans que le médecin n'ait été prévenu.

La grippe n'est pas contagieuse, c'est-à-dire ne se communique pas aux personnes approchant ou soignant le malade.

En attendant le médecin, couchez le malade, donnez-lui une infusion chaude de guimauve, d'eau gommée, de gruau ou de chiendent; le reste regarde le médecin.

GROSSEUR AU BAS VENTRE (Hernie)

Quand après un effort violent, un faux pas, alors qu'on porte un fardeau, une chute, ou un coup violent dans le ventre, on voit une grosseur se former tout à coup dans le bas-ventre, près le pli de la cuisse, *mais au-dessus de ce pli* (car au-dessous *ce serait un bubon*, suite de l'inflammation d'un ganglion lymphatique), et, lorsqu'en se couchant sur le dos, cette grosseur disparaît, soit toute seule, soit en pressant dessus, de bas en haut, on est certain d'avoir une hernie.

Il se pourrait que cette grosseur ne rentrât pas dans le ventre, en se couchant sur le dos, non plus qu'en appuyant dessus. Le cas serait alors plus grave, et on n'appellera jamais assez vite le médecin, car ce sera une hernie étranglée qui réclamera tous ses soins.

Dans la classe moyenne, il sera sage *de faire porter* le malade à l'hôpital. *Porter*, entendez-vous bien, et non *le laisser marcher*. Dans les hôpitaux, on a tout ce qu'il faut sous la main, *tout est prêt;* le mal, quel qu'il soit, y est attendu, et, souvent la promptitude avec laquelle un remède est donné, en constitue la plus grande valeur. A plus forte raison, quand *il faut* opérer un malade *le plus tôt possible*, et surtout si *avec des soins éclairés on peut éviter l'opération*, ce qui arrive souvent dans une hernie que l'inflammation forcera d'opérer après vingt-quatre heures d'attente, alors que, dans les premières heures, des bains, de la glace, des sangsues appliqués savamment, auraient pu permettre de réduire la hernie, et, par là, éviter l'opération et ses suites graves. A bon entendeur salut.

INDIGESTION

L'indigestion est la suite d'une mauvaise disposition, autant et souvent plus que de la quantité des mets absorbés par l'estomac. Elle résulte aussi parfois de l'ingestion de mets de difficile digestion, les pâtés, homards, viandes rôties, surtout le gibier, ou encore de crudités comme la salade de céleri, etc. Souvent le froid aux pieds en est la cause, comme aussi l'ingestion de glaces après le repas.

L'indigestion sera combattue par les vomissements, les boissons délayantes, comme les infusions de tilleul, de thé, des quatre fleurs, etc.

Le lendemain le bouillon gras froid, et une nourriture très-légère, ou la diète, au besoin. achèveront le rétablissement complet de la s. nté, sinon ayez recours au médecin.

IVRESSE

L'ivresse peut être involontaire. Une chaleur excessive, des contrariétés, une mauvaise disposition, et même un accès de gaieté extraordinaire, ainsi que la fumée du tabac, peuvent la déterminer chez une personne peu habituée à boire des spiritueux.

Pour la déplorable et dégoûtante habitude de l'ivresse, nous n'essaierons pas de la combattre, et nous n'en parlerons pas, car il est probable que nos conseils ne seraient pas plus appréciés que tous ceux qui auront été déjà donnés à l'ivrogne incorrigible.

Mais nous devons nos soins particuliers aux victimes de la surprise. Quand, donc, une personne se trouvera incommodée, par suite des causes ci-dessus détaillées, nous conseillerons de provoquer d'abord les vomissements, ensuite de baigner le front largement avec de l'eau froide seule ou vinaigrée (un quart de vinaigre sur trois quarts d'eau), l'exposition au grand air, café noir, dans lequel on aura mis deux fortes pincées de sel de cuisine fondre. Puis après, et en grande quantité, faire boire une infusion chaude de thé ou de tilleul.

Bien entendu que si le malade peut être couché, on fera bien de le mettre au lit le plus tôt possible.

Le lendemain, si le mal de tête survenait, donnéz un bain de pied très-chaud ; ou tiède si vous mettez de la farine de moutarde dedans. Continuer le thé, manger très-peu, et des choses légères.

Pour l'ivrogne des rues, ivre-mort, entrez chez un pharmacien, demandez-lui un verre d'eau, et priez-le de mettre quelques gouttes d'ammoniaque liquide dedans. en lui di-

sant l'usage que vous voulez en faire. Donnez ce breuvage à l'ivrogne, et, en cinq
minutes, il sera sur ses pieds, et peut-être
chez le marchand de vin.

MAL DE DENTS

Le mal de dents peut provenir de bien des causes: le froid, un coup d'air, l'inflammation du nerf de la dent, la carie, les abcès sous-dentaires et des gencives, etc.

La douleur produite par le froid ou un coup d'air, sera combattue par un cataplasme de farine de graine de lin, appliqué sur la partie douloureuse. Si le mal continue, votre médecin vous indiquera lui-même les médicaments à prendre. Comme ils sont généralement à base d'opium, il ne peut en être fait mention ici. Un bain de pieds très-chaud, du coton dans les oreilles, un petit morceau de camphre dans la dent, si elle est creuse, voilà tout ce que vous pouvez faire par vous-même.

Les abcès, comme l'inflammation du nerf dentaire, regardent le dentiste, *s'il est médecin;* s'il n'est que *mécanicien-dentiste*, une seule chose lui est permise, c'est le traitement de la dent. Il vous l'arrachera ou non, là se borne *son droit.*

Du coton imbibé dans un peu d'éther saturé de camphre réussit souvent à calmer la douleur causée par la carie. Après s'être bien rincé la bouche avec de l'eau tiède, afin de débarrasser le trou de la dent des débris de nourriture qu'il pourrait contenir, vous remplirez ce trou avec la quantité de coton nécessaire, après l'avoir trempé, comme je l'ai dit plus haut, dans l'éther camphré.

On a vanté la *créosote-Billard* contre le mal de dents; c'est un remède aussi certain que celui qui consiste à se couper la tête pour se guérir du mal qu'on y éprouve. *Tout ce que touche la créosote est détruit;* si la peau intérieure des joues ou des gencives est en contact avec ce liquide, une brûlure douloureuse en sera la conséquence. Mais le lendemain vous serez guéri, car *la dent tombera en morceaux!*

Les causes de la destruction des dents sont encore un secret. Tel qui apporte les plus grands soins à leur conservation ne les voit pas moins tomber une à une. Tel autre, malgré tout ce qu'il fait pour les perdre, n'en possède pas moins deux rangées de dents admirables.

Pourtant, aux personnes ayant de mauvaises dents, nous dirons : « Ne mangez ou ne buvez pas trop chaud, pour immédiatement après passer à des boissons très-froides. » Ainsi, un monsieur disant, que : « après avoir avalé un bouillon très-chaud, *un doigt de vin retire un écu de la poche d'un médecin* ; » il lui fut répondu, avec raison : « Oui, mais pour le mettre dans celle du dentiste. »

On a accusé certaines eaux de détruire les dents, alors que de simples vachères, qui ne buvaient que de ces eaux, vous regardaient, en riant de ce propos, et vous démasquaient deux rangées de perles, pour la possession desquelles un millionnaire eût donné un mois de ses revenus.

Les dents ont pour enveloppe un émail dont la couche est plus ou moins épaisse, plus ou moins tendre. La propreté de la bouche est une des premières conditions pour, toutes choses égales du reste, conserver le plus longtemps ses dents en bon état. Le choix des poudres les moins dangereuses n'est pas facile à faire, une poudre mal préparée peut user promptement un émail tendre et de couche mince. Les brosses à dents doivent être choisies avec soin : elles auront les soies douces.

Vous ne vous en servirez pas, en les promenant sur vos dents horizontalement, de droite à gauche, et *vice versâ*, mais bien *en frottant de haut en bas*, de manière que les soies de la brosse entrant dans les interstices, puissent enlever les corps étrangers qui auraient pu s'y loger.

Les poudres *impalpables*, préparées par des *médecins*-dentistes, par des chimistes capables et honorables, doivent seules être employées. Les opiats, eaux spiritueuses, et toutes les autres préparations faites par les mêmes praticiens, sont également d'un usage satisfaisant et salutaire.

Gardez vos dents le plus que vous pourrez, elles jouent un plus grand rôle pour la santé qu'on ne le croit généralement. Ce sont elles qui doivent envoyer dans l'estomac un bol alimentaire bien préparé, bien broyé, bien saturé par le liquide des glandes salivaires placées dans la bouche, sous la langue, dans les joues. Si elles ont bien rempli leurs fonctions, l'estomac reçoit les aliments bien mélangés, et les sucs gastriques n'ont plus qu'à remplir leur rôle, qui est de séparer ce qui doit être rejeté, des principes réparateurs que l'économie doit s'assimiler. Mais si vous chargez l'estomac de remplir les fonctions des dents, si vous lui envoyez à broyer des morceaux à peine brisés, ne vous étonnez pas si, un jour ou l'autre, il vous refuse son service, s'il ne vous reproche pas, par de vives douleurs, le peu de soin que vous aurez pris de sa membrane délicate, si sa révolte enfin a pour résultat la perturbation, puis la perte de la santé. Et tout cela, parce qu'étant impatienté, on aura fait arracher les dents, qu'avec un peu de courage, on aurait pu guérir, car nos médecins dentistes savent guérir les douleurs et la carie des dents. Ils manient savamment le chloroforme, l'iode et bien d'autres préparations que leurs études consciencieuses leur ont fait appliquer avec succès. Le nombre des bons médecins dentistes est malheureusement très-restreint, et le charlatanisme éhonté qui envahit cette honorable spécialité de l'art de guérir, ne disparaîtra que du jour où une loi protectrice viendra exiger *de tous ceux qui se disent dentistes* un diplôme, garantie indispensable des capacités voulues.

Aujourd'hui le premier venu a *le droit*, de par la loi, de casser, briser les dents et les os maxillaires dé ceux qui se fient à leurs enseignes, qui tapissent les murs et cheminées de Paris, et dans lesquelles on lit : *M^n -dentiste*, ce qu'on traduit naturellement par ces mots : *Médecin-dentiste*, alors que cela ne veut dire que : *Mécanicien-dentiste*.

Nous savons que la sollicitude éclairée des sommités de la science médicale s'est émue de voir que plusieurs opérations de ces mécaniciens avaient été suivies de mort ; qu'un travail sur cette question est fait, et conclut à ce que désormais plus de sécurité soit donnée aux nombreux affectés des maladies dentaires, au moyen d'une loi rayant de la liste des opérateurs tout individu n'ayant pas un diplôme. Formons donc des vœux pour que bientôt cette loi vienne sauvegarder la santé publique, et, par contrecoup, les intérêts privés des honorables praticiens qui ne veulent pas faire assaut de publicité avec le charlatanisme, qui promet, *au rabais*, *des dents indestructibles*, mais que le moindre examen fait reconnaître défectueuses. Si, par hasard, leur travail est convenable, on trouvera qu'on l'aura payé plus cher que chez un médecin dentiste. Ne faut-il pas toujours que le bon public paie les enseignes et autres frais qu'on fait pour l'attirer ! Nous signalerons au besoin les noms respectés des docteurs Delabarre, rue de la Paix, 2 ; Devillemur, faubourg Montmartre, 8 ; Hénoque, rue Saint-Honoré, 361 ; Toirac, rue Richelieu, 79 ; Vautier, rue de Grenelle-Saint-Honoré, 13, que l'étoile de l'ordre impérial de la Légion d'honneur a su venir trouver en majeure partie, comme récompense de leur science et des progrès qu'ils ont fait faire à l'art du dentiste.

MAL D'ESTOMAC (Gastralgie)

Cette affection consiste dans des tiraille-
ments, des crampes, un gonflement pénible
dans l'estomac, survenant quelque temps
après les repas.

Ces douleurs peuvent aussi se faire sen-
tir hors le temps de la digestion. Une forte
chaleur, une sensation de resserrement,
une sorte de déchirement, comprenant la
base de la poitrine, le ventre, et s'étendant
parfois dans le dos et entre les deux épaules;
et dont la pression augmente la douleur.
peuvent s'ajouter à un mal de gorge et des
vomissements.

On n'attendra pas que tous ces accidents
se soient produits pour consulter le médecin.

Quant à la sensation de la fatigue d'estomac, à une digestion lente ou difficile, on s'en rendra maître facilement en buvant pendant quelque temps un petit verre de vin de quinquina, deux fois par jour, avant les repas.

Quelquefois des gaz (vents) dans l'estomac et les intestins incommodent fortement. Une infusion d'anis vert, de feuilles de menthe poivrée, les chasseront bientôt.

Une bonne tisane à prendre dans ces divers cas est la suivante :

Mélisse	8 grammes.
Anis	
Fenouil	de chacun 2 grammes.
Coriandre	

Mettez ces plantes dans un pot, jetez dessus un litre d'eau bouillante, laissez infuser dix minutes. A boire par verre. Un litre par jour suffira. Sucrez avec sucre ou sirop.

Un bon tonique est l'usage du bouillon gras, bu froid par tasse trois ou quatre fois par jour.

MAL DE GORGE

Le mal de gorge se traduit par une douleur fixe à la gorge, de la difficulté d'avaler, et même souvent de respirer. Quand ce mal débute à la suite d'un refroidissement, il est facile de le guérir. Faites une infusion de feuilles de ronces sauvages. Prenez-en une bonne pincée avec les trois doigts, mettez ces feuilles dans un vase, jetez dessus un litre d'eau bouillante, laissez infuser dix minutes. Au bout de ce temps passez cette tisane au travers d'un linge très-serré, afin d'empêcher les petites épines qui couvrent les feuilles de passer, car elles pourraient se loger dans la gorge du malade et augmenter l'inflammation au lieu de la guérir. Vous sucrerez cette tisane avec le sirop de mûres ou de framboises.

Vous ferez bien de composer un gargarisme avec la même tisane. Prenez par exemple :

Tisane,   1|5 de litre,

mettez dedans :

Alun en poudre,   8 grammes,
Miel rosat,   60 grammes.

Mêlez bien le tout, le malade se gargarisera deux fois par heure avec ce composé.

Repos au lit, faire suer abondamment, pendant plusieurs heures, un bain de pieds avec la farine de moutarde et de l'eau tiède, dans lequel le malade restera cinq à six minutes.

Si le mal ne cède pas à cette médication, c'est que ce n'est plus un simple mal de gorge auquel vous avez affaire, mais à quelque abcès ou pire que cela. Aussi *pour*

les enfants principalement, ne vous fiez`
pas au remède simple ci-dessus conseillé,
surtout *si vous entendez que la voix de
l'enfant ne soit pas naturelle;* et si la
toux survient ou non, courez chercher le
médecin. C'est un avis général, je ne puis
trop le répéter.

MAL DE VENTRE (Coliques, Diarrhée ou Constipation)

Le mal de ventre ordinaire est souvent la suite d'un refroidissement aux pieds ou aux reins. Il peut provenir encore d'une mauvaise digestion, ou de vents (gaz) qui se forment dans les intestins.

Il faut se coucher quand les douleurs se produisent ; appliquer sur le ventre un grand cataplasme, très-chaud, fait avec la farine de graine de lin ; prendre une infusion d'anis vert, ou de feuilles de menthe poivrée.

Si la diarrhée survient, et si elle est trop abondante, un lavement, dans l'eau duquel on aura fait bouillir une tête de pavot, et des racines de guimauve, rendra le calme. S'il en était autrement, si le mal persistait.

et surtout *si une épidémie régnait dans le pays*, il ne faudrait pas attendre le mieux pour aller chercher le médecin, qui jugerait s'il a affaire à un simple dérangement du corps ou à une maladie plus grave à son début.

Si le mal de ventre provient d'une mauvaise digestion, il faut aider le malade à vomir, et provoquer même ces vomissements en lui faisant boire de l'eau tiède, ou en lui touchant le fond de la gorge avec les barbes d'une plume non coupée. Puis on lui fera boire en grande quantité une infusion très-légère de thé ou de tilleul. Le tenir chaudement, et si le mal ne cédait pas en deux ou trois heures au plus, demander le médecin, car on aurait à craindre ou une indigestion grave ou une maladie.

Enfin si le mal de ventre provient de constipation qui n'est pas habituelle, il faudra prendre un lavement soit à l'eau de guimauve ou de graine de lin, voir le médecin pour savoir si on doit se purger. Si la constipation est ordinaire, c'est-à-dire chronique, ou durant depuis longtemps, prendre la graine de lin de la manière indiquée dans cet ouvrage à l'article : *Comstipation. De la graine de lin.*

MORT APPARENTE

Il est des maladies qui peuvent mettre le malade dans un état d'insensibilité apparente, d'immobilité telle, que les signes ordinaires de la mort peuvent paraître positifs.

Il est peu de pays qui n'ait son histoire plus ou moins authentique à raconter, sur les suites plus ou moins terribles d'un enterrement anticipé. Mais n'y eût-il eu, depuis la naissance du monde jusqu'à nos jours qu'une seule victime de cette apparence de la mort, que ce seul fait devrait faire pâlir le législateur.

En effet, *une loi peut seule empêcher les redoutables suites d'inhumations intempestives.* Si la loi disait dans un article unique : *Tout corps humain ne sera confié à la terre qu'en état de décomposition bien constatée.* Nous n'aurions plus à craindre de voir nos parents, nos amis les plus chers, et un jour nous-mêmes, risquer d'être portés en terre avant que d'avoir réellement cessé de vivre. Comme aussi nous ne serions pas forcés de supporter pendant vingt-quatre heures et plus, le douloureux tableau du corps d'un être aimé, respecté, infecter l'air, par suite d'une décomposition d'autant plus rapide que la chaleur et le genre de maladie y aideront.

La loi ordonnant l'enterrement *aussitôt l'apparition des signes de la putréfaction bien constatée*, saurait tout prévoir : en été, les effets souvent funestes (surtout en temps d'épidémie) des émanations cadavériques ; en tout temps, l'assurance de ne livrer à la terre *que le corps qui doit lui revenir*, et non un être vivant sous le masque de la mort.

Les seuls signes irrécusables de la mort

sont : 1° le commencement de putréfaction, 2° la raideur des membres, mais *le premier signe est le seul qui offre toutes les garanties réunies.*

Tout le monde est à même de reconnaître quand un corps humain commence à se putréfier. 1° L'odeur toute particulière qu'il exhale, 2° la teinte verdâtre que prend la peau des membres et surtout au bas ventre, *sont des signes infaillibles.* Aussitôt qu'ils se produisent *et sont constatés par l'autorité compétente*, il serait bien d'enlever le corps d'une maison habitée; à moins de le faire embaumer *sur-le-champ.* Mais, dira-t-on, dans les grandes villes, cela est impossible; il faut attendre la visite du médecin spécialement chargé de constater le décès; il faut le temps d'organiser la cérémonie funèbre, prévenir parents et amis, etc., etc. Si vous mettez toutes ces raisons au-dessus de la santé publique, nous dirons même de la morale, nous ne répondrons pas longuement; le cadre de cet ouvrage ne nous le permet pas. Mais au nom de la morale si vivement affectée en voyant se décomposer sous ses yeux, et spontanément parfois, un être qui lui fut si cher, et que les vers se disputent déjà, au nom de cette saine morale, ôtez de dessous les yeux ce répugnant tableau.

Pourquoi ne pas porter le corps dans les vastes caveaux d'une église, si on ne peut l'embaumer? Là, la cérémonie se fera, une église est un lieu saint *non habité*. Les caveaux sont grands, aérés, vous ne blessez pas la morale et vous ne compromettez pas la santé publique.

Mais *tant que le corps n'entre pas en putréfaction bien constatée*, gardez-vous de l'embaumer et de le confier à la terre.

Voyez un exemple récent d'enterrement anticipé dans le journal *le Siècle* en date du 1ᵉʳ novembre 1858, citant un article du journal *la Gazette de Lyon*, lequel raconte le fait d'une femme enterrée vivante dans une localité nommée la Côte-Saint-André.

Cet ouvrage étant dejà composé, nous n'avons pu que prendre note de ce fait, plus éloquent que tout ce que nous pourrions dire sur ce grave sujet.

PALES COULEURS (Pertes blanches)

Ce qu'on nomme les pâles couleurs est un état maladif propre aux femmes et surtout aux jeunes filles, et pendant lequel ont lieu des pertes blanches.

Ces pertes si communes peuvent provenir d'une inflammation locale, être la conséquence du rapport qui existe entre plusieurs organes malades. Mais chez les jeunes filles surtout, elles peuvent provenir de la pauvreté du sang.

Or donc, quand des parents verront leur fille se plaindre que le cœur lui bat en montant les escaliers, à la moindre course ou à la danse, quand la peau de l'intérieur des lèvres et des gencives sera pâle, au lieu d'avoir cette couleur de rose vif que tout le monde connaît; quand l'appétit sera capricieux, c'est-à-dire tantôt nul, tantôt exagéré : quand la jeune fille sera paresseuse, non par volonté morale, mais par manque de force physique ; que parfois elle rira ou pleurera sans motifs, et surtout si elle a les cheveux blonds, les yeux bleus, la peau blanche et fine, parcourue de petites veines violacées sous la peau, vers les tempes ; soyez-en certain, la jeune fille verra en blanc, et souvent au point d'en être épuisée.

Il ne faut pas attendre cet état d'épuisement, et lorsqu'une mère sait qu'au lieu d'*un enfant* elle a une *grande fille*, elle doit, sans avoir l'air d'y faire attention, surveiller les époques *qui doivent être régulières*. Si, au lieu de taches d'un *noir brun*, elle ne trouve sur le linge que des taches de *couleur jus de groseilles* ou *vin paille*, cernées de *teintes jaunâtres*, cette mère attentive verra le médecin afin qu'il donne des forces à sa fille et la dispose à devenir femme.

Malgré notre sobriété d'indiquer les médicaments, nous ne pouvons résister ici à recommander comme la meilleure préparation ferrugineuse (pour cette affection si commune), celle qui est connue dans la pharmacie sous le nom de : *Fer Quévenne*, du nom de son savant et à jamais regrettable inventeur.

Avec ce médicament précieux et le vin de quinquina, on fait en six semaines une vive, gaie, forte et courageuse fille, d'un être malingre et fort malheureux naguère.

C'est surtout dans le séjour des villes qu'il faut chercher la principale cause de cette affection. Le manque de lumière, d'air pur, d'espace, sont des causes majeures, mais la principale est l'usage du café au lait. Que la femme, la jeune fille surtout, rejettent ce breuvage débilitant, c'est-à-dire capable d'ôter les forces. Dans les classes peu aisées et ouvrières, qu'on remplace au déjeuner le café au lait par du bon bouillon, de la soupe, qui ne coûteront pas plus cher, surtout qu'aujourd'hui des établissements .

de bouillon se multiplient, et luttent à qui en donnera de meilleur.

Les maisons fondées par M. Duval, marchand boucher, la maison Bonvalet et tant d'autres, livrent pour dix centimes une portion d'excellent bouillon très-réparateur, et moins cher que le café fait avec du lait trop souvent falsifié, et une poudre brune, qu'on décore du nom de café, alors que la chicorée en compose parfois la base. Heureux encore quand cette chicorée est pure, car même, sous ce nom, on vend des graines de rebut, brûlées et réduites en poudre.

Le thé, l'hiver surtout, à cause de ses principes caloriques, sera préférable au café au lait. Mais rien ne peut remplacer les bons effets de la soupe grasse, et à son défaut la soupe aux légumes sera meilleure pour la santé que le plus pur café au lait.

Le cadre restreint de cet ouvrage nous interdit de nous étendre davantage sur ce sujet si intéressant, mais votre médecin vous dira tout ce que je n'ai pu dire.

POINT DE COTÉ (Pleurésie).

La pleurésie aiguë simple est la seule dont nous puissions nous occuper, ses autres formes regardant le médecin.

Les causes de la pleurésie sont les mêmes que celles de la fluxion de poitrine (pneumonie); nous ne les répéterons donc pas [1].

Le début de la maladie s'annonce généralement brusquement. Le symptôme qui doit le plus fixer l'attention est *un point de côté* le plus souvent fixé au teton droit ou gauche, selon que le mal a son siége à droite ou à gauche. Ce point devient souvent si fort qu'il empêche la respiration. Mais quelquefois le point occupe une autre

1. Voir l'article *fluxion de poitrine.*

partie de la poitrine. La respiration est gênée. Une petite toux sèche arrive et augmente la douleur au point d'arracher souvent des cris au malade, qui parfois ne peut parler que très-difficilement, le moindre effort augmentant la douleur.

N'attendez pas la réunion de tous ces signes ou symptômes pour demander le médecin, qu'il est prudent de faire venir aussitôt que le point de côté est bien constaté.

Il n'y a rien à faire d'utile en attendant le médecin *qui seul doit agir*. Pourtant, s'il tardait trop à venir, il faudrait appliquer des sangsues sur le point douloureux, suivant l'âge et la force du malade. Deux pour les enfants de un à deux ans, trois à quatre, de deux à quatre ans ; et une sangsue par chaque année en plus, vingt-cinq à trente pour les personnes de vingt ans et plus.

RAGE

La rage est une maladie constamment
mortelle, alors qu'on n'a pu détruire, dans
les premiers instants, les principes du virus
déposé dans les plaies, par la morsure des
animaux qui ont mordu.

La rage, avant de se déclarer, c'est-à-dire
avant que le virus ait développé dans le
corps ses effets mortels, met ordinairement un temps plus ou moins long. On a
des exemples où les premières crises fa-
tales ont éclaté quinze jours après les morsures d'animaux enragés. Plus souvent c'est
au bout d'un mois à cinq semaines. Dans
dès cas rares on l'a vu mettre un an et plus
à parcourir sa période fatale.

Nous ne décrirons ici que le commencement des symptômes qui feront reconnaître que la rage va se produire chez un individu, et commençons par tâcher de détruire l'erreur dans laquelle on est généralement de croire que les malheureux atteints par la rage éprouvent la fureur de mordre. Quoique l'on ait des exemples de ce fait, hâtons-nous de dire qu'*il est extrêmement rare.*

Les premiers signes d'un accès de rage sont les suivants : une lassitude générale, mal de tête, agitation, pérte du sommeil, tristesse ou exaltation, besoin de rester seul ; le malade fuit tout le monde, souvent il a des envies de vomir et même des vomissements. Ces signes de l'invasion de la maladie peuvent durer de deux à six jours.

Bientôt surviennent des accidents plus graves: l'agitation augmente, le bruit, la lumière causent au malade une impression insupportable. La vue de tout objet qui brille, de l'eau surtout, provoque des accès qui se traduisent par les contractions violentes des muscles du visage et des membres. Ces convulsions peuvent se renouveler sous l'influence de la moindre cause.

Alors, si déjà vous n'avez pas fait venir le médecin, hâtez-vous de le demander, car souvent le malade lui-même ignore la cause de son mal. Il a pu être mordu par un petit chien, en jouant, et ne pas y avoir porté d'attention.

La première chose à faire, alors qu'on est mordu par un animal, est de *sucer fortement la plaie*. Mais *si on avait dans la bouche quelques écorchures, il faudrait bien se garder de le faire.* En même temps, on ira au plus vite chez un pharmacien ; si le médecin demeure trop loin ou n'est pas chez lui, on lui dira qu'on a été mordu, et il cautérisera profondément avec le *beurre d'antimoine*, après avoir agrandi les plaies faites par les dents de l'animal avec une lancette ou un bistouri ; si les morsures ne

sont pas profondes, *un fer rougi à blanc*
pourra suffire pour cautériser les plaies.
Le médecin fera le reste.

Il existe, dans les campagnes surtout,
une croyance fatale en la souveraineté de
remèdes que des sorciers, bergers ou rebouteurs possèdent. Nous n'espérons pas
déraciner ces idées de la tête de ceux qui
se les font. Nous leur dirons donc : faites
vite d'abord ce que nous vous conseillons,
et après, si vous n'êtes pas rassurés, usez
des remèdes de vos charlatans ; s'ils ne vous
font pas de mal, ils ne pourront pas vous
faire de bien.

L'autorité administrative et celle de la
police, ont une grande responsabilité dans
le cas où on aura signalé la présence d'un
animal enragé dans le pays. Elles doivent
ordonner des battues générales, que feront
des gens bien armés, et ne cesser les pour-
suites qu'alors que l'animal signalé et ceux
qu'il aurait mordus, seront abattus.

Il sera prudent que les autorités redoublent de rigueur et forcent les propriétaires de chiens à tenir ces animaux attachés tout le temps que la bête enragée sera dans le pays, et même pendant un mois après qu'elle aura été tuée, car on ne sait pas si elle n'aura pas mordu des animaux errants.

La chaleur n'est pas la seule époque où l'on voit des animaux enragés. Les grands froids peuvent aussi la déterminer.

RHUME DE POITRINE (Bronchite)

Le rhume de poitrine est l'inflammation de la membrane muqueuse (peau) qui tapisse l'intérieur des voies respiratoires (trachée). Le rhume vulgaire, que seul nous traiterons ici, est généralement produit par le froid. Il se déclare d'autant plus vite, que l'on passe souvent du froid au chaud.

Pour les rhumes plus graves, nous n'en parlerons pas, parce qu'il faudrait décrire des maladies qui réclament impérieusement le secours du médecin. Le résultat certain des suites d'un rhume négligé, est, pour le moins, un catarrhe ou rhume chronique, qu'on sait être une des infirmités les plus communes de la vieillesse.

La négligence apportée dans les soins d'un rhume ordinaire peut, dans certains cas, avoir pour suite une grave maladie ou inflammation des derniers et plus petits canaux des bronches, qui portent l'air jusqu'aux extrémités des poumons, et qu'on nomme *bronchite capillaire*, maladie toujours grave et souvent mortelle.

Soignez donc votre rhume, si vous tenez à votre santé, ce bien le plus précieux qui soit donné sur terre, et auprès duquel la plus grande fortune n'est rien.

Le rhume vulgaire commence par une toux sèche, avec sensation de chaleur à la poitrine. L'appétit peut être diminué, et le goût plus ou moins altéré. Puis à mesure que l'inflammation diminue, les crachats apparaissent, la toux devient plus rare et moins pénible, et en continuant les soins, le mal cesse en huit ou quinze jours.

Repos, boissons chaudes en se couchant, sueurs; le jour, mâcher du suc de réglisse

noir ou de la gomme, se couvrir chaude-
mien surtout aux pieds, et éviter la trop
grande chaleur des appartements.

SAIGNEMENT DE NEZ OU DU NEZ (Épistaxie)

Le sang peut sortir par le nez, par suite de plusieurs causes. Les personnes qui ont la mauvaise habitude de fourrer leur doigt dans le nez, peuvent s'écorcher la peau mince qui le tapisse à l'intérieur, et, par là déchirer une veine plus ou moins grosse. C'est le saignement de nez qui en résulte.

Le saignement du nez, à la suite d'un coup plus ou moins violent, ou de la rupture d'une veine, provenant d'un effort de toux, d'un éternument ou d'un afflux du sang au cerveau, par suite de la chaleur, peut, dans ces différents cas, prendre l'importance de ce qu'on appelle, en médecine, une *hémorrhagie*.

Si le malade est d'un tempérament trèssanguin, a les épaules larges, le cou court, cette perte de sang est salutaire, et peut souvent prévenir un coup de sang (congestion cérébrale.)

Il ne faudrait pourtant pas laisser couler le sang jusqu'à ce que le malade se trouve mal (syncope), surtout si le sang sort par un jet continu. Il faut alors appliquer sur la tête des compresses d'eau très-froide ou de vinaigre ; entourer le cou avec des compresses mouillées de même ; faire lever le bras du côté par où le sang sort. Si ces moyens ne réussissent pas, on fera respirer *de l'eau aussi chaude que possible*, et, en désespoir de cause, *on remplira la narine*, par où le sang s'écoule, *avec de la ouate bien fine* (ouate cardée), et qu'on aura le soin de bien enfoncer jusqu'au fond du nez, au moyen d'un petit bâton rond. Le sang se coagulera dans chaque brin de la ouate, et formera un tampon qui déterminera la cicatrisation de la déchirure de la veine.

Si la personne est d'un tempérament fai-

ble, et que le sang ne s'arrête pas de suite,
après les applications d'eau froide ou vinaigre sur le front et autour du cou ; si,
surtout, le sang sort par jet, *procédez
tout de suite au tamponnement du nez
avec la ouate.*

Le lendemain, on retirera ce tampon
vec des pinces. Mais s'il était durci par
e sang desséché, il faudrait le mouiller,
en injectant de l'eau tiède dans le nez, au
moyen d'une petite seringue, et enlever
peu à peu et avec précaution le tampon de
ouate. Sans cela, on risquerait de voir l'hémorrhagie reparaître.

Si la personne est sujette à ces pertes de
sang, il faut qu'elle suive un régime doux.
Nourriture légère, peu de viandes rôties.
Elle devra se nourrir de viandes blanches,
de poisson, de légumes, ne boire que peu
ou pas de vin pur, ni liqueurs, ni café. Surtout, tenir le corps libre, car la constipation habituelle est souvent l'unique cause
de l'afflux du sang au cerveau.

Voyez aussi, à l'article Constipation, *de la Graine de lin*, les conseils sur l'emploi de ce précieux médicament, dans les constipations les plus opiniâtres. Seulement, comme c'est un remède anodin, *il faut persévérer dans son emploi jusqu'à ce qu'il ait produit l'effet voulu*, ce qui arrive souvent en très-peu de temps, et selon le degré d'inflammation du gros intestin, seule cause de la constipation.

La nourriture forte, azotée, viandes rôties, vin généreux de Bordeaux, etc., sera conseillée au contraire dans certains cas d'anémie par suite de pertes de sang. Mais déjà vous aurez vu votre médecin qui vous dira, mieux que nous ne saurions le faire ici, le régime que vous devez suivre.

SUETTE (Suette miliaire)

La suette miliaire est une maladie contagieuse, c'est-à-dire qui se communique d'une personne à une autre. Elle est, en outre, épidémique.

Elle débute rarement sans être précédée par la perte de l'appétit, de douleurs au bas du front, de la fatigue, souvent des douleurs aux genoux, aux poignets ou aux coudes. Plus tard, des envies de vomir, des étourdissements peuvent se produire, ainsi que la sensation de resserrement de l'estomac. Puis enfin apparaissent les sueurs continues, qui, avec une éruption de petits boutons formant comme des petites vessies, constituent les caractères de la maladie.

Les sueurs ne sont pas précédées de frissons, et une vapeur chaude enveloppe tout
le corps, d'où la sueur ruisselle avec abondance.

L'odeur de cette sueur est fortement aigre
et fétide, la bouche est pâteuse, la langue
est comme enduite de farine. Les sueurs
sont accompagnées souvent de crampes, de
difficulté de respirer, le malade étouffe, il
est inquiet et tourmenté.

Vous n'attendrez donc pas, pour faire
venir le médecin, que l'éruption paraisse,
car elle n'a lieu qu'au troisième ou quatrième jour de l'invasion de la maladie.
Les boutons ressemblent à des petites perles
transparentes; ils apparaissent d'abord sur
le cou, vers les oreilles, à la nuque, puis
envahissent bientôt les membres et le
corps.

Si l'attaque est légère, des boissons délayantes, c'est-à-dire infusions de tilleul,
mauve, quatre-fleurs, etc., le repos et la
diète suffiront pour remettre sur pied en

quatre ou cinq jours. S'il faut faire plus, cela regarde le médecin, qu'il faut toujours consulter. même pour les cas les plus légers.

URTICAIRE

L'urticaire est une affection ainsi nommée parce que la peau se couvre de plaques qui ressemblent aux piqûres faites par les orties. Ces plaques sont larges et élevées, plus pâles que la peau; quelquefois le centre en est rouge. Elles sont dures, bosselées, et souvent très-douloureuses.

La maladie débute par du frisson, de la fatigue, un malaise général, des crampes, de l'oppression. Le malade est agité, a des envies de vomir, parfois suivies de vomissements. N'attendez pas que tous ces symptômes surviennent pour aller chercher le médecin.

Si le malade a mangé des moules, des écrevisses, ne cherchez pas une autre cause à la maladie, et faites-lui boire le l'eau vinaigrée, après l'avoir fait vomir ce qui est la première chose à faire. Le nédecin achèvera la guérison.

BAINS

BAIN HYDROTHÉRAPEUTIQUE

Lorsque, pour des douleurs, le médecin conseillera ce genre de bain, voici la manière dont on l'administrera :

Le malade, totalement nu, sera enveloppé entièrement, et roulé dans un drap qu'on aura trempé dans un seau d'eau froide et tordu légèrement. La tête seule restera en dehors du drap, qui recouvrira même le cou et qui sera replié aux pieds.

On roulera de la même manière le corps dans cinq ou six couvertures de laine, et on couchera le malade ainsi empaqueté.

Le lit devra être préparé ainsi : on aura ôté les matelas, la paillasse seule restera; on mettra un traversin et les oreillers nécessaires aux besoins du malade. Sur la paillasse on unira bien et on mettra l'une sur l'autre cinq ou six couvertures en laine.

Le malade ayant été roulé étant debout, dans le drap mouillé, qui entourera son corps de plusieurs-doubles, se couchera sur ces couvertures, qu'on roulera l'une après l'autre autour de son corps, comme on l'aura fait pour le drap.

On mettra encore sur le lit des édredons, afin que la chaleur puisse se dégager plus vite.

Pendant un temps plus ou moins long, le malade éprouvera une grande sensation de froid, cela est naturel; puis, peu à peu, ce froid deviendra moins intense, et enfin la réaction commencera à se faire. La sueur perlera sur le front, c'est alors qu'*on fera boire au malade autant de verres d'eau froide qu'il en pourra prendre.* De cinq en cinq minutes, il pourra prendre un verre d'eau et ne s'arrêter que lorsqu'il sera saturé.

On laissera le malade une heure ou plus en pleine sueur, selon l'avis du médecin ; la force du malade et l'intensité des douleurs guideront ses conseils.

Quand le temps voulu sera écoulé, on retirera le malade de ses enveloppes ; alors on lui jetera sur le corps huit ou dix potées d'eau froide, ou, si on a une baignoire remplie d'eau froide, le malade s'y plongera brusquement. *Il ne faut pas rester sous l'influence de ce froid plus d'une minute.*

Alors on essuiera le corps du malade de la manière la plus complète, avec des linges bien secs, *mais non chauffés*. Après, on le frottera par tout le corps avec un tampon de laine, pendant deux ou trois minutes, et on le couchera dans un lit ordinaire, à moins que le malade puisse marcher. Dans ce cas, il fera une promenade d'une heure, *en marchant d'un bon pas;* mais il ne faudra pas sortir par un temps de pluie, de brouillard ou d'humidité.

Ces bains faisant perdre une grande quantité de sueur, on se guidera sur la force du malade pour lui en faire prendre un, deux ou trois par semaine.

Nous avons été témoin de résultats étonnants, suites de cette simple médication, des régénérations vraiment surprenantes des forces et de la santé; c'est pourquoi nous avons cru devoir nous étendre sur ce sujet. Ces bains ne coûtent que des soins et de l'embarras, et par là, peuvent être mis à la portée du plus pauvre malade, auquel les soins affectueux ne manquent pas.

Une nourriture, comparativement plus forte, réparera les pertes. L'appétit du malade, qui augmente bientôt, sera le signe le plus certain des bons effets produits par ces bains.

BAINS DE VAPEUR

A 2 CENTIMES

La personne à laquelle on voudra donner un bain de vapeur, devra être couchée dans un lit dont les draps et les couvertures seront assez larges pour pouvoir être bien repliées tout autour du lit.

On introduira aux pieds du lit un appareil fait de la manière suivante : on prendra un cerceau, on le coupera en deux parties égales. On fixera ces deux demi-cercles au moyen de planchettes à environ un pied et demi l'un de l'autre. Ces planchettes sont destinées à empêcher les deux demi-cercles de se rejoindre. Voir le dessin ci-dessous.

Les numéros 1 figurent les planchettes ; les
numéros 2 les cerceaux.

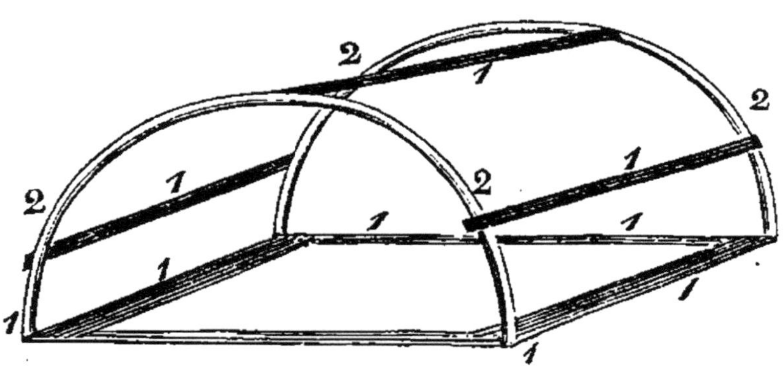

Une fois cet appareil introduit au milieu
des pieds du lit, entre les deux draps, le
malade écartera les jambes en dehors de
cet appareil, qui ne doit pas avoir plus d'un
pied et demi de large, car il ne sert qu'à
préserver les jambes du malade de la trop
grande chaleur ; à placer au milieu la petite
terrine, et à empêcher les couvertures du
lit d'être brûlées.

Le tout étant ainsi disposé, prenez gros
comme un gros œuf de *chaux vive*, enve-

loppez cette chaux avec tout ce que vous aurez de plus mauvais en vieux chiffons (car ils seront brûlés), mouillez bien ces chiffons en les trempant dans de l'eau, et posez la chaux ainsi mouillée dans un vase, ou petite terrine en terre vernissée à l'intérieur. Introduisez vivement cette terrine au milieu de l'appareil fait avec les cerceaux, et rabattez aussitôt les draps et couvertures (qu'on aura soulevés pour passer la terrine), que vous remplierez bien comme il faut sous le matelas.

L'eau qui aura imbibé les chiffons mettra la chaux en état de dégager une chaleur énorme, qu'on porte à 300 degrés centigrades! Cette chaleur se répandant dans tout le lit, procurera une vapeur aussi complète que celle donnée dans les bains de vapeur les mieux organisés. Au bout de cinq minutes, vous préparerez un autre morceau de chaux, comme il a été dit plus haut, vous déborderez les couvertures et draps aux pieds du lit, juste assez pour pou-

voir passer la main afin de retirer la terrine contenant le premier morceau de
chaux, qui aura produit tout son effet, vous
placerez la seconde terrine, replierez bien
les draps et couvertures comme il a été dit,
et cinq minutes après, recommencerez la
même opération. Il faut que cela soit fait
très-lestement.

Après la quatrième introduction de la
chaux, le bain sera complet, à moins que
le médecin n'ordonne une exposition plus
longue du corps à la chaleur.

Il faudra avoir soin de bien border les
draps et couvertures autour du cou du malade, *afin que la vapeur ne sorte pas par
là*, ce qui pourrait gêner sa respiration, et
en outre laisser perdre une grande quantité
de calorique.

Dans les nombreux pays où la chaux est
abondante, cinq centimes de chaux suffiront pour donner deux ou trois bains com-
plets.

Le médecin dirigera le malade sur le

point de savoir combien de bains de vapeur il devra prendre, selon le genre de maladie à combattre, la force de tempérament du malade, etc.

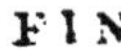

FIN

www.ingramcontent.com/pod-product-compliance
Ingram Content Group UK Ltd.
Pitfield, Milton Keynes, MK11 3LW, UK
UKHW021520090726
13657UKWH00001B/363